JN024213

Brain Rules

ブレイン・ルール

ジョン・メディナ博士
John Medina〔著〕
野中香方子〔訳〕

Brain Rules for Aging Well:
10 Principles for Staying Vital, Happy, and Sharp

健康な脳が最強の資産である

東洋経済新報社

サー・デイビッド・アッテンボローに捧ぐ

彼はわたしの人生のお手本にして遠い憧れであり、
科学は真実の追究において決して妥協しないことを
つねに思い出させてくれた

First published in the United States by Pear Press

Japanese translation rights arranged with Pear Press
c/o Nordlyset Literary Agency, Minnesota through
Tuttle-Mori Agency, Inc., Tokyo

原書は最初にアメリカにてピア・プレスより刊行された。
日本語版権はノードリーセット・リテラリー・エージェンシー（ミネソタ）と
タトル・モリ エイジェンシー（東京）の仲介により、
ピア・プレスから東洋経済新報社が取得した。

Brain Rules

ブレイン・ルール

健康な脳が最強の資産である

目 次

序章　科学的に証明された「100年脳トレ」　1

ランガー教授の「若返り」実験　1
ジェロサイエンスの成果で衰えを減らす　4
脳とアマゾン川の似ているところ　7
人は120歳まで生きられる　9
脳の損傷は、個人差が大きい　11
正しいライフスタイルを生み出そう　14

1 社交には驚きのプラス効果がある

第1章　すぐにダンスを始めよう　20

Brain Rules ― 1 ― 友だちを作ろう。友だちになってもらおう

友情と社会的活動は脳のビタミン剤　21

パーティに行く人ほどインフルエンザに強い　26
社交は脳のハードワークになる　27
ネガティブな関係はかえって毒　31
上質な人間関係を作るには　32
老齢と孤独の三つの重要な事実　35
友人が少ないと必要以上に早死にしがち　37
孤独感で認知症のリスクが高まる　39
かつてないほど高まる孤独のリスク　42
相手の顔を思い出せなくなる理由　43
ダンスには科学的な恩恵がある　47
体の触れあいはきわめて大切　49

第2章

楽観的に、感謝を忘れず過ごそう

Brain Rules　2　感謝する習慣を身につけよう

老人は頑固で気難しい、は本当か？　55
年をとると、世界が素晴らしく見える　59
いいことだけを覚えていたい脳　61
損得勘定よりも、ぬくもりを大事に　64
未来の報酬より現在の幸福がほしくなる　67

そうして、だまされやすくなる 70
健康を損なうとうつ病になりやすい 74
ちっぽけなドーパミンの強大な影響力 77
ドーパミン作動系はこうして衰える 80
人工的にドーパミンを補充したら 84
ポジティブ心理学の二つのエクササイズ 87
ウェルビーイング理論のエクササイズ 90

2 脳の劣化を抑えるための具体的方法

Brain Rules — 3 — マインドフルネスは脳を静めるだけでなく改善する

第3章 正しいマインドフルネス——最強のストレス対処法

…… 98
高齢者は若者よりストレスが少ない？ 99
海馬の仕事——コルチゾールを止める 101
ストレスシステム不全の三つの特徴 103

コルチゾールが脳に与えるダメージ 107
なぜ高齢者はストレスを感じにくいのか 111
ストレス反応には男女差がある 113
正しいマインドフルネスを選ぼう 116
マインドフルネスで脳の配線まで変わる 120
なぜストレスが減り、注意力が向上するのか 123
賢い動物だけが持つ特別なニューロン 125
明るい気持ちでいるためにできること 126

Brain Rules ― 4 ― 学ぶのに、あるいは教えるのに、遅すぎるということはない

第4章

記憶力を維持するには

脳にはいくつかの記憶システムがある 133
記憶は、学習した経験から形づくられる 134
年をとっても衰えないタイプの記憶 137
ワーキングメモリが衰えるとどうなるか 139
長期記憶も衰える 143
記憶喪失について考える 147
脳は器用に老化に対応する 150

「生産的エンゲージメント」で学ぼう 153
ヨハネ・パウロ2世の記憶力に効く習慣 157
衰えるスピードを遅くする方法 161

第5章 テレビゲームは脳に効く――認知プロセスを鍛える

Brain Rules ― 5 ― 脳をテレビゲームで鍛えよう 168

三つの認知プロセスが衰えていく 169
処理速度の衰え――10年に10ミリ秒ずつ遅くなる 171
処理速度はなぜ低下するのか 175
注意力の衰え――タスクの切り替えが難しい 177
意思決定の衰え――問題解決能力の低下 181
「ゲームで脳トレ」は可能である 187
うまく設計された脳トレとは 190
『ニューロ・レーサー』の「遠い移転」効果 195

第6章

Brain Rules ― 6 ― 「わたしはアルツハイマー病になったのか?」と疑う前に、探すべき10の兆候 202

アルツハイマー病の(今わかっている)すべてを語ろう

アロイス・アルツハイマーの発見 203
軽度の認知障害として気をつけるべきこと 205
認知症には三つの原因がある 208
誰も、アルツハイマー病と断定できない 211
アルツハイマー病の10のチェックリスト 214
原因は何か――アミロイド仮説 223
600名超の修道女調査でわかったこと 226
修道女の自伝から病を予測する 231
アルツハイマー予防構想 232

3 体と脳の深いつながりを意識しよう

第7章 脳機能を高める食事と運動

Brain Rules ― 7 ― 食事に気をつけて、運動しよう

240

老後にも脳機能を高める方法はある 241
人生に欠かせない、脳の実行機能とは 242
実行機能の成長と衰退 246
有酸素運動は実行機能を向上させる 250
運動は海馬を鍛えてくれる 253
早足での歩行を週に2、3回しよう 257
酸化ストレスを中和する抗酸化物質 261
おそらく、食事は少ない方が良い 263
地中海食が持つ効果とは？ 264
カロリー制限でホルミシスを刺激しよう 268

第8章 思考をクリアに保つ睡眠習慣

Brain Rules ― 8 ― 思考を明晰にするために、十分な（しかし、長すぎない）睡眠をとろう

人にとって正常な睡眠サイクルとは 276
人はどのように眠るのか？ 279
人はなぜ眠るのか――二つの発見 281
【発見1】学ぶために眠る 282
睡眠のプロセスも経年劣化する 284

睡眠サイクルをコントロールするSCN 286
断片的な睡眠は認知機能を傷つけるか 289
良い睡眠習慣を早く始めよう 292
【発見2】掃除するために眠る 293
有毒廃棄物が溜まるとどうなるか 295
ちょうど良い睡眠時間は何時間？ 298
より良く眠るための9のコツ 301
不眠症のための簡単な行動療法 305

4 脳に良いライフスタイルで過ごそう

Brain Rules — 9 — 永遠に生きることはできない、少なくとも今のところは

第9章 なぜあの人の脳は衰えないのか

312
加齢は病気ではないと知ろう 313
寿命は遺伝で決まるのか？ 315

遺伝子の変異で寿命を延ばす　317
ヒーラ細胞はなぜ不死化したか　320
テロメアがなくなると細胞が死ぬ　321
テロメラーゼとがん細胞　324
長寿遺伝子の興亡　326
不老長寿の薬になりうるものは？　329
若い血液を飲めば若返る？　333
スムーズに老いていくためにできること　336

Brain Rules 10 引退は絶対にやめよう、そして、郷愁(ノスタルジア)を大切にしよう

第10章 決して引退してはいけない

自分のためにできる最悪のことは？　342
数字で見る引退の怖さとは　344
郷愁が持つプラスの効果　346
「わたしたちの歌症候群」　349
ノスタルジアを感じる脳の仕組み　352
ゴールデン・エイジ——わたしたちの20代　353
レミニセンス・バンプ（追想の山）　355

脳は20歳前後の記憶をひいきする 358
気持ちで老化を遅らせられる 360
ア・デイ・イン・ザ・ライフ――過去に浸ろう 364
ア・デイ・イン・ザ・ライフ――今を生きよう 367
アマゾン川のように脳の健康を保とう 376
ライフスタイルの理想モデル 378
船出の時――驚きと好奇心を忘れずに 387

謝辞 392

著者紹介 393

10のブレイン・ルール

Brain Rules ― 1 ― 友だちを作ろう。友だちになってもらおう

Brain Rules ― 2 ― 感謝する習慣を身につけよう

Brain Rules ― 3 ― マインドフルネスは脳を静めるだけでなく改善する

Brain Rules ― 4 ― 学ぶのに、あるいは教えるのに、遅すぎるということはない

Brain Rules ― 5 ― 脳をテレビゲームで鍛えよう

Brain Rules — 6 — 「わたしはアルツハイマー病になったのか？」と疑う前に、探すべき10の兆候

Brain Rules — 7 — 食事に気をつけて、運動しよう

Brain Rules — 8 — 思考を明晰にするために、十分な（しかし、長すぎない）睡眠をとろう

Brain Rules — 9 — 永遠に生きることはできない、少なくとも今のところは

Brain Rules — 10 — 引退は絶対にやめよう、そして、郷愁（ノスタルジア）を大切にしよう

序章

科学的に証明された「100年脳トレ」

ランガー教授の「若返り」実験

あなたはなぜ年をとるのか。それについて知るべきことのすべてをこれからお教えしよう。そして、残された人生を、少なくとも脳にとって充実したものにするための方策を、脳科学に基づいて探究していこう。

まずは、ハーバード大学の著名な研究者エレン・ランガーの魔法にかかった70代後半から80代前半の男性たちをご紹介したい。

よぼよぼの老人が、握力、聴力、視力まで改善

ある晴れた日の朝、男子修道院の建物から初老の男性たちがまるで少年のように溌剌（はつらつ）とした表情で駆けだしてきた。彼らはこの古い建物の中で5日間を過ごし、これから家に戻るところだ。皆、しゃべったり笑ったりして、いかにも幸せそうだ。それは１９７９年のことだった。その2年後には、やはり70代のロナルド・レーガンが大統領に就任するが、レーガンと同じく、この男性たちも陽気で若々しかった。

実を言えば、この老人たちはランガーの研究プロジェクトに参加して、タイムワープしてきたのだ。彼らの脳にとってこの5日間は、１９７９年ではなく、１９５９年の5日間だった。

修道院の中では、１９５０年代のヒット曲『マック・ザ・ナイフ』や『ザ・バトル・オブ・ニューオリンズ』が流れ、テレビは白黒画面で当時のバスケットやフットボールの試合を中継した。ボストン・セルティックスがミネアポリス・レイカーズを下した１９５９年のＮＢＡファイナルや、今は亡きジョニー・ユナイタスが活躍するボルチモア・コルツの試合だ。また、懐かしい『ライフ』誌や『サタデー・イブニング・ポスト』誌［いずれも１９７０年前後に休刊した］がそこここに置かれていた。

1950年代はバービー人形が生まれた時代でもある。それはマテル社の女性社長ルース・ハンドラーが誕生させ、娘にちなんで名づけたグラマーでスタイリッシュな人形で、少女たちの心をわし掴みにした。また、アイゼンハワー大統領がハワイ州昇格法に署名し、ハワイがアメリカの50番目の州になったのもその頃だった。

修道院から出てきた時の彼らがとても幸せそうだったのは、このようにして記憶の遊歩道を歩んできたからだ。送迎バスを待つ間に、2、3人が自発的にタッチフットボールを始めた。そんなことはおそらく何十年もしていなかっただろう。

もしあなたが、120時間前、つまり5日前の彼らを見たら、とても同じ人々とは思えないだろう。120時間前の彼らは足を引きずり、目も耳も記憶力も衰え、杖なしでは歩けない人もいた。数名は、スーツケースを部屋まで運ぶことができなかった。この実験を始める前に、ランガーとチームは彼らの体と脳を詳しく調べた。その基本的な検査の結果は、はっきりしていた。つまり、修道院に入る前の彼らは典型的な老人だったのだ。配役会社に、「よぼよぼの老人8名」と注文したらやってきた、という形容がふさわしい人々だった。

しかしこの老人たちは、よぼよぼのままではなかった。実験の最後に、同じ検査を行った。するとその数字には驚くほどはっきりとした変化が見られた。その姿を見ただけで、「ニューヨークタイムズ」紙が報じたとおり、ドラマティックな変化が起きたことがわかるはずだ。彼らは見るからにしゃんとした。握力が強くなった。物を器用に扱えるようになった。動きがスムーズになった（なにしろ、タッチフットボールをしたのだ！）。聴力が向上した。視力も同様。そう、視力まで向上したのだ。

また、彼らの会話を少しでも聞けば、脳でもドラマティックな変化が起きたことがわかる。実験の前と後で行ったＩＱテストと記憶力テストがそれを裏づけた。この素晴らしい発見を讃えて、以来、ランガーの実験は「心の時計の針を巻き戻す実験」と呼ばれてきた。

ジェロサイエンスの成果で衰えを減らす

今あなたが手にしている本書は、その5日間に何が起きたかを語る。あなたが本書のアドバイスに従えば、統計的に言って、それは将来あなたにも起きるだろう。わたしには珍しく楽観的な発言である。わたしは本来、気難しい科学者だ。したがって、本書の科学的な記述はすべて、査読を経て発表された論文に基づき、しかもその多くは、繰り返し再現・証明されている（www.brainrules.net/referencesを参照のこと）。それに、わたしの専門は精神障害の遺伝学というお堅い分野だ。しかし、もし皆さんが、加齢とは衰えていくことだと考えているのであれば、ランガーや本書の見方は、老いてからも質の高い時間を過ごす助けになるだろう。

本書では、脳がどのように年をとるかということだけでなく、加齢による脳の衰えを減らす方法についても詳しく述べる。この研究分野は、ジェロサイエンス［老化の科学］と呼ばれている。

「若返りサプリ」のことは忘れて、正しい対策をとろう

これからのページに書かれていることは、ジェロサイエンスの科学者にはすでにお馴染みのことばかりだ。どうすれば記憶力を改善できるか、なぜ友だちを大切にしなければならないか、そして、なぜ頻繁にダンスに行くべきなのか、といったことをあなたは学ぶだろう。さらには、日に何時間か本を読めば、寿命が数年延びることも知るだろうし、とりわけ認知症が心配される人の場合、新しい言語の学習が最善の脳トレになることを知るだろう。加えて、意見の異なる人々との友好的な議論が脳のビタミン剤になることや、テレビ（ビデオ）ゲームが問題解決能力の向上につながることも学ぶことになる。

本書では、いくつかの神話についても検証する。「今ご注文の方には半額でご提供します」云々と宣伝される「若返りサプリメント」のことは忘れよう。そんなものはないのだから。加齢の原因としては、消耗より、修理の失敗の方が有害だ。脳は年をとれば必ず衰えるわけではない。本書のアドバイスを守れば、年をとってもあなたの脳は柔軟さを保ち、新たな勉強や探究に取り組むことができるだろう。

また本書では、加齢にはプラスの配当が伴うことも見ていく。その配当は、頭だけでなく心にも支払われる。年をとるに従って、コップ半分の水を「もう半分しかない」ではなく、「まだ

半分ある」と見られるようになり、ストレスをあまり感じなくなるのだ。だから、「年をとればだれでも頑固で不機嫌になる」という声に耳を貸す必要はない。うまくやれば、老後は人生で最も幸せな年月になる。

本書の構成——脳の社会性、考える脳、体のこと、そして未来

本書は4部からなる。第1部は「脳の社会性」がテーマだ。人間関係、幸福感、だまされやすさといった側面から、加齢による感情面の変化を追う。第2部は「考える脳」。さまざまな認知ガジェットが時とともにどう変化するかを説明する（ガジェットとは、複雑に絡みあった多機能の脳領域を説明するための、わたしなりの概念だ）。認知ガジェットの中には、実際に改善するものもある。第3部は、体に関するすべて。ある種の運動や食事や睡眠が加齢のスピードを緩めることについて述べる。

これら各部の各章には、何をどうすれば脳のパフォーマンスがいかに向上するかという、実践的アドバイスがちりばめられている。その背後にある脳科学についても説明しよう。

最後となる第4部のテーマは未来だ。あなたの未来。そこには、退職のように楽しいことから、死という避けられないものまで、さまざまな話題が満載されている。これまでの章で語ってきたことから、あなたの脳の健康を維持するための計画を立てよう。そうすれば、あなたはそのすべてに注意を向けたくなるだろう。その理由をみごとに説明するのはアマゾン川だ。よ

り正確には、著名ナチュラリストのサー・デイビッド・アッテンボローによる、アマゾン川についての洞察である。

脳とアマゾン川の似ているところ

わたしは幼い頃、彼が案内役を務める素晴らしいドキュメンタリー番組をたくさん見た。それらの番組は、自然界に関するわたしの誤解を、わたしが認める以上に正してくれた。その誤解の一つはアマゾン川に関するものだ。

わたしはこう想像していた。世界最大の流域面積を持つこの川は、ただ一つの泉から始まり、下流へいくにつれて、どういうわけか奇跡的に広く大きくなっていくと。しかしアッテンボローは、大半の川がそうであるようにアマゾンに唯一の水源はない、と断言して、わたしをがっかりさせた。

『生きものたちの地球』シリーズで彼は、細い小川を歩いて渡りながらこう言った。「これは、世界最大の川であるアマゾンの、源流とみなせる多くの小川の一つです！」。そのしばらく後で彼は、「アマゾン川の多くの源流は、それぞれアンデス山脈の東を流れる無数の細流から始まりました」と語った。残念！　世界の淡水の20パーセントを占めるあの大河に、たった一つの水源はなかったのだ。小さな源流がたくさんあり、それらが集まって、最終的にあの巨大な流れになっていたのである。

小さな流れが集まって脳に作用していく

本書には、何度もこのパターンが登場する。たとえば第4章を見てみよう。あなたの脳の中を力強く流れる記憶の川には多くの要因が影響することを、科学は語る。ストレスを減らすことや、定期的にエアロビクスをすることはプラスになる。他にも、先週、何冊の本を読んだか、今抱えている悩みはどの程度か、夜よく眠れるか、といったことも影響する。これらの要因が細流となって、記憶という大きなアマゾン川のような能力に貢献している。

老年まで脳の活発さを保つには、アンデス山脈の高所から流れ落ちる川のように、勢いのあるライフスタイルが必要とされる。知的な活発さを保つすべを深く理解するために、本書では、それぞれの小川がどんな寄与をするのかを深く見ていこう。

また、第4部では、加齢に関わる遺伝子の「不変のコード」をいじくって、その不可逆性を逆転させようとする科学者らの取り組みも紹介する。ＡＡＲＰ（全米退職者協会）の年齢枠に収まる父親として、わたしはこの取り組みを歓迎しているが、ＡＡＲＰの年齢枠に収まる科学者としては、自らの過剰な期待に、大いに水を差したいと考えている。

さて、そろそろ、ランガーの被験者になった高齢の男性たちの話に戻ろう。なぜなら今のあなたには、タイムワープ実験の意味がよりはっきり見えているだろうから。歳月が人間を容赦なくすり減らすのは事実であり、それを否定するつもりはない。しかし、本書を読むことであなたは、加齢は、痛みや苦痛やアイゼンハワー時代への郷愁だけではなく、多くの恩恵ももたらすことを悟るだろう。

人は120歳まで生きられる

寿命に関して、わたしたちは比較的うまくやってきた。人類という種の歴史の大半を通じて、平均寿命は30歳程度だったが、それは着実に延びている。あなたが1850年の英国人なら、40代半ばで死ぬのが普通だった。その数字は今では40年増えた。あなたが1900年のアメリカ人なら、49歳前後で亡くなっただろう。それが1997年には76歳になった。

そして2015年に生まれたアメリカ人は、78歳まで生きることが期待できる（女性はそれより少し長く、男性は少し短い）。あなたがすでに65歳の誕生日まで生きたのであれば、女性ならあと24年、男性ならあと22年生きることが期待できる。その数字は2000年から10パーセント増加し、今後さらに増えると予想されている。

動物が何年生きられるかについて、通常、わたしたちが語るのは寿命だ。その数字は、間接的にいくらか遺伝の影響を受ける。寿命と最高寿命は異なり、そのいずれも平均寿命とは異なる。それらは混同しやすいので、2、3年前に科学誌の『ネイチャー』が簡潔に定義した。「最高寿命は蓄積された年数をそのまま測った数字であり、平均寿命は、誕生からあと何年生きるかを保険数理的に測った数字である」

この見方によると、最高寿命とは、条件が理想的だった場合に、この星で生きうる年月を意味する。一方、平均寿命は、理想的な条件にはなりえない現実の地球で、どのくらい生きるかという目安だ。つまり最高寿命と平均寿命の違いは、どのくらい生きられるかと、どのくらい生きるかの違いなのだ。

それで結局のところ、人間はどのくらい生きられるのだろう。誕生日が正確にわかっていて、最も長生きしたとされる人は、122回目の誕生日を祝ってから亡くなった。最長寿と見なされる人々の死亡年齢はおおむね115歳から120歳の間に収まる。当然ながら120歳の誕生日を祝うには、それまでに幾多の生物学的な嵐を乗り越えなければならないし、わたしたちのほぼ全員はそこまで生きられないだろう。それでも可能性はゼロではない。

実のところわたしたちは、どうすれば賞味期限ぎりぎりまで頑張れるかを学びつつある。そして本書が語るいくつもの物語が示すように、現代人の体と精神の健康状態は、歴史上のどの時代より優れている。

けれども、それらの物語は、あなたがいかに年をとるかを語るものではない。なぜなら、加齢はきわめて可変的で、人によって異なるからだ。それには生まれと育ちが複雑に絡みあって影響する。加えて、脳はきわめて柔軟で、いまいましいほど環境に影響される。脳は配線でつ

ながっているが、その配線は固定しているわけではない。たとえば、わたしはこの文章に終止符を打ち忘れた

わたしがそれをあなたに告げ、あなたはそれが本当かどうか文章を見て確かめる。この一連の動きをしただけで、あなたの脳の配線はいくらか変わるのだ。

脳の損傷は、個人差が大きい

脳が何かを学ぶと必ず、ニューロンの結合が変化する。具体的には、どのように変化するのだろう。その変化に関して、神経回路には多くの選択肢がある。ニューロンが成長して周囲のニューロンとつながることもあれば、既存のつながりを放棄して、別のニューロンとつながることもある。また時には、ニューロン間のつながりの強度が変わるだけのこともある。

あなたはおそらく、脳が電気的に活発な神経細胞、すなわちニューロンでつながっていることを、高校で学んだだろう。しかし、それがどんな様子なのかは、忘れてしまったかもしれない。それを説明するためにわが家の庭に君臨する貴婦人、イロハモミジをご紹介しよう。

日本原産のその美しい木の葉は複雑に重なる枝につき、それらの枝は太い幹から出ている。その根は、多くの植物の根と同様に、そして地上の枝々に負けず劣らず、複雑に分岐して地中に広がっている。

情報は脳内をどう伝わるか

一方でニューロンの基本構造はと言うと、その中心には細胞体があり、そこには核が一個ずつ含まれている。その核には、細胞の司令・制御構造であるDNAの二重らせんが内蔵されている。細胞体からは樹状突起と呼ばれる枝がいくつも出て、その先は複雑に枝分かれしている。細胞体からは、樹状突起が束になった軸索と呼ばれる太い幹も出ているが、こちらは一本だけしかない。

軸索には、わが家のモミジの幹のように太く短いものもあれば、マツの幹のように細く長いものもある。軸索の多くはミエリン（髄鞘）と呼ばれる一種の「樹皮」に包まれている。軸索の先端は、植物の根のように枝分かれしており、それらの枝は終末分枝と呼ばれる。終末分枝は、樹状突起ほどには複雑に枝分かれしていないが、情報伝達において重要な役目を果たしている。それをこれから見ていこう。

脳の情報システムは、ほとんどの電球と同じく電気を動力とし、シナプスの形状がその伝達に役立っている。それを理解するには、わが家のモミジを一本、根こそぎ抜いて（実際にそんなことをしたら、妻は心臓発作を起こすだろうが）、別のモミジの上に掲げ持ったところを想像してほしい。上になったモミジの根っこは、下になったモミジの枝々の上にぶらさがっている。

さてこの2本の木がニューロンだと想像しよう。上になったニューロンの終末分枝（根っこ）は、下の細胞の樹状突起（枝）の近くにある。実際の脳では、情報を伝達する電気は、軸索を通って終末分枝にたどりつく。終末分枝と、下のニューロンの樹状突起との間には隙間があって、情報を伝達するには、その隙間を飛び越えなければならない。

このニューロンとニューロンの接触部はシナプスと呼ばれ、その隙間はシナプス間隙（かんげき）と呼ばれる。電気はこの隙間をどうやって飛び越えるのだろう。

答えは、終末分枝の先にある。そこには、シナプス小胞と呼ばれる小さな粒がたくさんあり、そこから神経科学や生化学の世界で最も有名な神経伝達物質の数々が分泌されるのだ。ドーパミン、グルタミン酸、セロトニンといった名前は、皆さんも聞いたことがあるだろう。

電気信号が終末分枝に到達すると、これらの生化学界の著名セレブたちが、「わたくしはこの先のニューロンにメッセージを送らなければなりません」とでも言うかのように、シナプス間隙に放出される。それらが飛び越えるべきシナプス間隙の距離はわずか20ナノメートルほどだ。無事、飛び越えた神経伝達物質は、船がドックにゆわえつけられるように、もう一つのニューロンの樹状突起の受容体と結合する。この結合は、受け手となったニューロンに、「大変よ！どうにかしなければ」というシグナルを送る。

多くの場合、その「どうにか」とは、電気的に興奮することだ。受け手となったニューロンはその興奮を電気信号の形で、自らの樹状突起から軸索、そして終末分枝へと伝える。

生化学を利用してニューロン間の隙間を飛び越えるのは、巧妙な方法だが、ニューロンの電子回路は、思うほど単純ではない。一つのニューロンが他のニューロンと作る結合の数は、平均でおよそ7000個にものぼる。しかもそれは平均値にすぎず、中には1万個以上のものもある！

神経組織を顕微鏡で見ると、まるで何千本ものモミジの木が、最強クラスの竜巻に巻き込まれて、一カ所にぐしゃぐしゃになって倒れているように見えるのだ。

これらの構造は、脳が新たなことを学ぶと柔軟に変化するが、加齢による損傷も受ける。だが、ありがたいことにと言うべきか、加齢による損傷は、個人差が大きい。

正しいライフスタイルを生み出そう

脳は外部の変化に反応するだけではない。意外にも脳は、自らの変化にも反応する。どうやって？ それはまだわからない。わかっているのは、脳は自らの変化を好ましくないと感じたら、解決策をひねりだす、ということだ。

加齢の形は人それぞれ、でもパターンはある

年をとるとニューロンは衰え、つながりを失い、あるいは、単に機能しなくなる。そうした変化が行動の変化につながることもあるが、常に、というわけではない。なぜなら、脳が代替策としてオーバードライブを始めたり、新たな計画に従って回路を変更したりするからだ。

加齢をもたらす主犯は何かという話題は、注目を集めている。これまでにさまざまな候補が挙げられてきた。免疫システムの劣化（免疫仮説）、エネルギーシステムの機能障害（フリーラジカル仮説やミトコンドリア理論）、あるいは、全身性炎症。どれが正解だろう。答えは、そのすべてだ。あるいは、そのいずれでもない。それぞれの仮説が説明するのは加齢の一側面にすぎない。結局のところ、年をとると多くのシステムが打撃を受けるが、どれが最初にだめになるかは人によって異なるのだ。

加齢の形は、地球上にいる人の数だけある。それはジーンズを買いに行くのと同じくらいありふれたテーマであり、同じく、一つのサイズが全員に合うわけではない。だが、一般的なパターンは存在するはずで、脳について学ぶことは、そのいくつかを知るためのすぐれた方法だ。しかし、老化を正しく理解するには、時として曇りがちな統計の鏡を見ることも必要だろう。大丈夫。鏡に映るあなたの姿はまだ十分に素敵だ。ちょっと年をとったようには見えるけど。

わたしたちの目標は、寿命と老後の健康をコントロールする生物学的装置に油を差し続けることのできるライフスタイルを生み出すことだ。幸いなことに、ジェロサイエンスは資金が豊かだ。科学者らは、脳の加齢を止めるための素晴らしい方法をいくつも発見した。過去数年間になされた発見を総括すれば、「脳に対するケアと栄養補給について、科学は文字どおり、わたしたちの考え方を変えつつある」と言える。その大半は、予期しないものだった。最もうれしい発見の一つが、第1章のテーマだ。それは友人を多く持つことがもたらす陽気なパワーだ。

まとめ

- ジェロサイエンスは、加齢の仕方や原因、加齢による衰えを遅らせる方法について研究する分野だ。
- 老化は主に、生物学的なメンテナンス部門が壊れて、徐々に日々の消耗を正しく修復できなくなるせいで起きる。
- 現在、わたしたちは、人類が誕生して以来、最も長い寿命を享受している。わたしたちは、最盛期をすぎても生きられる唯一の種だ。
- 人間の脳は非常に適応力があるため、環境の変化だけでなく、自らの変化にも反応する。脳は、加齢とともに起きるシステムの崩壊を、自ら修復することができる。

1

社交には驚きのプラス効果がある

10のブレイン・ルール

Brain Rules — 1 —

友だちを作ろう。友だちになってもらおう

第1章

すぐにダンスを始めよう

わたしが好きな痛みは、
友人に笑わされすぎた時の腹の痛みだ。

——作者不詳

いつの日か、あなたの人生にではなく、
心の中に留まる人がいることに気づくだろう。

——サンディ・リン（『Forever Black（永遠のブラック）』の著者）

「この結婚が続いたら、1年ごとに100ドルやろう」。結婚式を終えた1時間後に自分の父親からそんなことを言われたら、最低の気分になるだろう。

気の毒なことに、カール・グファターはまさにそれを経験した。現在、老人ホームで車いすの生活を送る彼は、最愛の妻エリザベスを隣にして、その思い出を愉快そうに語る。2人の結婚生活は70年以上続いているので、彼の父親は、何度も100ドルを支払ったことだろう。

75回目の結婚記念日、カールはお祝いの席に駆けつけた地元のマスコミの人にこの話をした。その日の2人は、老人ホームの入居者やスタッフや牧師に囲まれていた。結婚式さながらにライスシャワーを浴び、歓喜と笑顔に包まれ、少しばかり涙も流れた。まるで映画『素晴らしき哉、人生！』の世界に入り込んだかのようだった。2人の顔は金ボタンのように明るく輝いていた。「お義父さんが反対したのは、わたしたちが若すぎたからよ。だから駆け落ちしたの！」。そう言ってエリザベスは笑った。

おそらくカールとエリザベスは知らないだろうが、長い結婚生活と大勢の友人は、2人の脳を若々しく保つために役立っている。友情と社会的活動が本章の主なテーマだ。長年にわたって友情を保つのに必要な認知機能と、その対極にある孤独について語ろう。それに続いて、驚くほど効果的な、脳の健康法をご紹介する。

友情と社会的活動は脳のビタミン剤

裕福な遺産相続人で芸術のパトロンであるブルック・アスターほど社交的で才気活発な女性は、そうそういないはずだ。父親がタイタニック号で落命した富豪と結婚した彼女は、

2000年までニューヨークの社交界に君臨した。

社交家の認知機能は衰えにくい

ブルックは3人の親友（ファッション業界の宣伝担当（パブリシスト）、エレノア・ランバート、元オペラ歌手のキティ・カーライル、ファッション・デザイナーのポーリン・トリジェール）とともに、1日に4回も着替えが必要なほどの社交スケジュールを精力的にこなした。

下町のカフェで昼食をとり、ニューヨーク近代美術館の理事会に出席し（彼女は理事のひとりだった）、カーネギーホールでイブニングコンサートを聴き、慈善食事会に参加し、深夜の酒宴で締めくくって、パパラッチのフラッシュを浴びながら帰宅する、といった具合だ。

ブルックの過密スケジュールに、まだ20代の個人秘書は疲労困ぱいしてしまったが、聡明で活発なブルックと親友3人は、それぞれの年齢にかかわらず、疲れ知らずだった。4人の中で一番若いキティは、2000年に90歳を迎えた。その時、ポーリンは91歳、エレノアは96歳、ブルックは98歳だった。

彼女らの年齢と社会的活動と知的活力との間には、関係があったのだろうか。その答えは、パーティ好きの高齢者ならだれもが認めるとおり、イエスだ。社会的な活動は、老いていく脳にとってはビタミンやミネラルのようなもので、その効果は絶大だ。インターネット上の交流でさえ優れた効果がある。

この件に関しては、査読を経た信頼できる研究結果が揃っている。最初に紹介する一連の研究は、社会的活動の程度と認知機能が相関することを立証した。

研究者のブライアン・ジェームズは、ラッシュ大学アルツハイマー病センターの疫学者で、認知症でない高齢者1140人の基本的な認知機能と社交性について調査した。まず、被験者になった高齢者の社交性を点数で評価し、その後、12年間にわたって、認知機能の低下の度合いを計測した。その結果、最も社交的なグループは、最も社交的でないグループに比べて、認知機能の低下率が70パーセントも低かった。

別の研究者らは、特定の認知機能に着目して、ほぼ同じ結果を見出した。ある有名な研究では、1万6600人という驚異的な数の、社交的な人と社交的でない人の記憶力の低下率を6年にわたって調査した。その結果、ブルック・アスターのような社交家の記憶力の低下率は、非社交家の半分だった。それに続く数多くの研究も、社交性と認知機能との間に強い相関があることを裏づけた。

ありがたいことに、その後の一連の研究は、相関だけでなく因果関係も調べた。それらの実験では、まず被験者の認知機能を測定し、続いて何らかの形で他者と交流させ、その後、再び認知機能を測定した。ある研究では、たった10分、他者と交流しただけで、情報処理能力とワーキングメモリ［作業記憶］が向上した。社交性と認知機能の関連を語るデータは、その後も続々と、もう十分、と言いたくなるほど、見つかっている。

ビデオチャットの交流も有効

他者との交流が長期的な関係である必要はなく、友人の多い・少ないも影響しない。このテーマについて調べる研究者たちは以下の表現を用いる。「ポジティブな社会的相互作用」（脳内のドーパミン分泌と関係がある）、「ネガティブな社会的相互作用」（カテコールアミンやグルココルチコイドといったストレスホルモンと関係がある）、「社会的交換」（相互作用能力の指標となる）。しかしわたしは、「リレーションシップ（交際）」という、よりフレンドリーな言葉を使いたい。ともあれ、あなたがポジティブな社会的相互作用をすれば（相手がひとりでも大人数でも、深い関係であれ、束の間の関係であれ）さまざまな恩恵が得られる。

デジタルの世界ではどうだろう。社会的相互作用をするには、じかに会う必要があるのだろうか？　ずいぶん前に研究者たちは、体が不自由で社会的に孤立した高齢者にとって、インターネットは他者と交流する最善の手段になることに気づいた。新たに登場したビデオチャット［互いの映像を映しながら行う会話］が格好の実験材料になった。部屋にこもりがちな高齢者でも、脳を活性化できるだろうか？

ここでも答えは、イエスだ。ある実験では、80歳以上の人を被験者として、まず実行機能とそれに関連する言語能力を測定した。実行機能とは、行動の変速機（ギアボックス）のようなもので、額（ひたい）のすぐ後ろにある前頭前野を拠点とする。実行機能には、認知制御（注意のコントロールなど）、感情抑制（怒りを抑える能力など）、短期記憶が含まれる。

その後、各人がビデオチャットできるように環境を整え、6週間にわたって1日に平均で30分ほど、他の80歳代の人々と会話をさせた。対照実験として、一群の被験者には電話だけで会話をさせた。4カ月半後、被験者は再び実行機能と言語能力のテストを受けた。

すると、ビデオチャットした人々はそのどちらもが大幅に向上していた。その得点は、電話だけで会話した対照群を大きく引き離した。この結果は、相手と直接触れあった方が社会的経験がより豊かになることを示す他のデータと一致する。ビデオチャットは最善の方法とは言えないが、じかに人と会うことが難しい人々にとっては天の恵みになるのだ。

これらの研究結果は、高齢者が選ぶ顧客満足度大賞を受けてもいいくらいだ。老人はカレンダーを社会的な活動で埋め、一番上等な服を着て、役員会に出席すべきなのだ。あるいは、美術館に行くだけでもいいだろう。「人との触れ合いは認知力の衰えを遅らせるか?」という問いの答えは、掛け値なしの「イエス」だ。

しかし、実のところ、他者との交流はなぜ、どうやって、活力を高めるのだろう。主な理由は二つある。一つはストレスを軽減することだ。その結果、体は全般的に健康になり、加えて、免疫システムも強化される。もう一つは、それが脳の鍛錬になることだ。

パーティに行く人ほどインフルエンザに強い

ポジティブな社会的相互作用を経験する人ほど、アロスタティック負荷は軽い、と神経内分泌学者のブルース・マキューアンなら言うだろう。彼は「アロスタティック負荷」という概念の生みの親だ。

アロスタティック負荷とは、ストレスが知力を含む身体能力に及ぼす影響のことだ。ストレスが多いほど、この負荷は増える（そして、体へのダメージも大きくなる）。ストレスが海の波で、人体が崖だとすれば、波が打ちつけるほど崖の侵蝕は進み、影響は深刻になる。アロスタティック負荷が示すのは、長期にわたるストレスの波が招いた心身の侵蝕の度合いだ。

ストレスを減らすことは、免疫系にとってとりわけ重要である。免疫系は年をとると自然に衰えるが、ストレスが多いと衰えが加速する。今ではその理由もわかっている。免疫系の重要な武器の一つは、T細胞と呼ばれる、侵入者と戦う一群の細胞だ。T細胞は、あなたが（切り傷などの）傷を癒やしたり、（風邪やインフルエンザなどの）感染症から回復したりするのを助けている。

しかし、結婚生活がうまくいかなかったり、慢性的なストレスを抱えたりして、コルチゾールなどのストレスホルモンの濃度が高まると、T細胞は死ぬ。実のところ、ぎすぎすした結婚生活を送る人は、幸せな結婚生活を送る人に比べて、傷が癒えるまでにかかる時間が1・4倍も長い。それに、風邪もひきやすい。高齢者介護の専門家ゲーリー・スコールは言う。「インフルエンザがはやる寒い季節でも、外に出て人と触れあい、人の中で過ごす時間が長いお年寄りの方が、ひとりで過ごしがちなお年寄りよりも、風邪や病気にかかりにくいのです」

ポジティブな社会的相互作用とストレスの軽減と長寿との関連を主張する論文や、それを裏づけるデータは増える一方だ。先のカールとエリザベスも、まさにそのとおり、とうなずくことだろう。一方、カールの父親は、墓の中で歯ぎしりしているに違いない。

社交は脳のハードワークになる

社会的な交流が老化を防ぐもう一つの理由は、人とつきあうには相当のエネルギーが必要とされ、それが脳にとって格好のトレーニングになることだ。その好例は、映画『恋人たちの予感』のワンシーンだ。

サリー（メグ・ライアン）は友人のハリー（ビリー・クリスタル）をメジャーリーグの試合に誘う。と言うのも、サリーの恋人が他の女性と結婚することになったからだ。泣きじゃくってティッシュの山を作りながら彼女は言う。「これまで彼は、結婚する気がないと言ってきたけど、本当は、わたしと結婚する気がなかったのよ」。ハリーはどうにか慰めようとするが、サリーはもはや涙の海で溺れる寸前だ。「わたしが気難しいせいよ」と、サリー。「いや、しっかりしているんだよ」とハリー。サリーはすすり泣きながら言う。「わたしは頭ががちがちだし、頑固なのよ」。ハリーは肩をすくめてこう切り返す。「でも、いい意味で、だと思うよ」

サリーは悲しみをぶつけ、ハリーは冷静に彼女をなだめるが、この魅力的なシーンで二人が発するエネルギー量は相当なものだ。科学者がかねてより知っていたことを、この場面は裏づける。すなわち、生身の人間同士の触れあいは大仕事なのだ。だからこそ、社会的交流は大仕事であり、それをこなすには、大量の生化学的エネルギーが必要とされる。研究者の中には、社会的交流は脳が意識的に行う仕事の中で、最も複雑で、最も多くのエネルギーを要すると、確信する人もいる。あなたがカクテルパーティでおしゃべりしたり、友人を慰めたりしている時、脳は認知力のエアロビクスに励んでいる。

サイエンス・ライターのチェルシー・ウォールドは、『ネイチャー』誌に寄せた記事でこう語る。「(研究者たちは)体を鍛えたら筋肉が増えるように、社交によって認知的な負荷をかけることで、脳を強化できるのではないかと考えている。アルツハイマー病のような状態に陥っても、そうした『脳の蓄え』が緩衝材となって、機能の喪失を防ぐことができるかもしれない」

仮にあなたが、社会的交流は認知力の柔軟体操になる、と唱えている研究者だとしよう。おそらくあなたはこんな仮説を立てるだろう——他者と盛んに交流すれば、そうした相互作用をつかさどる脳領域が盛んに活動し、その結果、ニューロンが成長し、強くなり、活性化する。

加えて、脳のある領域の仕事は、他の領域の仕事と複雑に絡みあい、どの領域もさまざまな仕事を掛け持ちしているため、脳に予想外の影響が出るだろう。そうした脳の成長は、細胞レベルでも行動レベルでも測定できるはずだ――。

科学者はまさにそのとおりの測定結果を得た。データは総じて相関的だったが、彼らは脳の成長を実際に確認したのだ。

ここで「社会的活動」「社会的ネットワーク」「社会的認知機能」という言葉の意味をはっきりさせておこう。研究者による定義は、世間一般の定義とそれほど変わらない。何しろ今では、一般の人々も「神経基盤」といった専門用語を普通に使うのだから。「社会的活動」とは、他者と実際に何かをすることで、一緒にクルージングしたり、デートしたりするのがこれにあたる。「社会的ネットワーク」とは、自分がそうした活動を一緒にしている人々の数だ。一般に、親しい友人や家族が占める。「社会的認知機能」とは、社会的活動で他者と意思疎通するのに用いる精神的な基盤（すなわち神経基盤）のことだ。

社交すると脳に何が起きるか

さて、脳が運動させられているという研究の話に戻ろう。

社会的な交流が盛んになるほど、前頭葉のある領域の灰白質が大きくなる。甘いシェイクがウエストを太くするように、人間関係は前頭葉を太らせるのだ。前頭葉とは額（ひたい）のすぐ後ろにある大きな領域で、脳の中央まで続いている。この領域は、「メンタライジング」や「心の理論」と呼ばれるものに関係している。メンタライジングとは、他者の心の状態、特に動機や意図を察知する能力で、言うなれば読心術のようなものだ。あなたが想像するとおり、メンタライジングは、人間関係を確立し維持するうえで大きな役割を果たしている。

前頭葉は、あなたが自らの行動の結果を予測するのを助けている。また、反社会的行動を抑制したり、意思決定を手伝ったりもしている。多くの理由から、前頭葉は太らせて、幸せにしておいた方が良い。

扁桃体は、耳の上方に位置するアーモンド形の部位で、感情の処理に関与している。これも社会的活動の影響を受ける。社会的ネットワークが大きいほど（そして、流動的であるほど）、扁桃体は大きくなる。それはささやかな変化ではない。社会的ネットワークの人数が3倍になると、扁桃体の大きさは2倍になるのだ。

どうすればそれだけ多くの人と交際を続けられるのか、と思うだろうか？　研究者らは、一度に5人と親しい関係を保てる人は、さらに150人と、質の異なる有意義な関係を保てることを発見した。人間関係が水紋のように広がるさまを思い浮かべよう。

社会的活動は、嗅内皮質と呼ばれる脳領域にも影響する。嗅内皮質は側頭葉に位置し、ファーストキスのように大切な思い出はもとより、さまざまな記憶（および多様な社会的認識）に関わっている。

インターネットが普及した今、コンピュータ上の社会的ネットワークと、生身の人間の社会的ネットワークには、脳への影響という点で違いがあるだろうか？　答えはイエスだ。たとえば前頭葉や嗅内皮質などの変化は、生身の交流によってのみ起きる。対照的に、扁桃体の変化は、生身の交流だけでなくインターネットでの交流でも起きる。その違いの理由は、驚くべきものであるはずだが、今のところわかっていない。

とは言え、社会的交流の影響が皆同じというようなことはあり得ない。機能不全に陥ったオフィスの、典型的な1日を見るだけでそれはわかる。

ネガティブな関係はかえって毒

その上司はいつも不機嫌だった。私的な会話の内容を、40人のスタッフ全員に明かしたことがあった。その会社のために44年間も働いてきた忠実な社員を侮辱した。勤務時間中に、娘が緊急入院したので病院へ行きたい、と願い出た者に対して、この上司は「何をしに行くんだ？　手でも握りに行くっていうのか？」と返した。

この話はインターネットで見つけたものだ。ネット上には、職場の人間関係の悩みをつづる書き込みがあふれている。この話を引いたのは、本章を読んであなたが、あらゆる人間関係には神経学的な恩恵があると思い込んだらいけないからだ。真実はまったく逆だ。多くの人と交流していても、それがネガティブなものなら健康に悪い。複数の研究から、健康に良いのは、交流する人の総数ではなく、個々の交流の質だということがわかっている。ノースカロライナ大学の研究者らはこう結論づける。「社会的つながりの質の目安になる社会的支援、あるいは重圧は、壮年期の体の健康に大きく影響し、その影響は老年期まで続く」

行動学の研究所は、人間関係に関する奨励事項と禁止事項を数限りなく考案してきた。人を出し抜くような競争的な交流には、認知面への恩恵はまったくない。感情を支配したがる人、干渉好きな人、（先に述べた上司のように）常に攻撃的な言葉を吐く人との関係は、完全に断ち切るか、少なくとも制限すべきだ。

上質な人間関係を作るには

脳にとってプラスになる交流をする秘訣は何だろう？　それは、常に相手の立場になって考え、自分とは異なる見方を理解しようとすることだ。相手の言い分に賛成できる時も、できない時もあるだろうが、そういう努力をすれば、日常の会話も脳を育てる糧になる。もしこの言葉が、先に述べた心の理論（メンタライジング）のように聞こえるのであれば、あなたはここまで読んできた甲斐があるというものだ。

メンタライジングとは「自己中心的になるな」という言葉を科学的に言い換えたものでもある。

ちなみにこのアドバイスは、年金受給年齢はまだずっと先、という人にとっても有益だ。あなたが何歳であっても、常に人と交流していれば、将来、脳に感謝されるだろう。

理想はあらゆる年齢層の友人を持つこと

上質な人間関係を築くための環境は、だれにでも整えられる。数年前、社会心理学者のレベッカ・アダムズは「ニューヨークタイムズ」紙のインタビューに答えて、その秘訣を以下のように述べた。

- 「頻繁で無計画な交流」親友と気楽につきあう
- 「近くにいる」つきあいやすいよう、友人や家族のそばに住む
- 「警戒心を持たなくていい環境」

驚くことでもないが、アダムズは、固い友情は大学で芽生えることが多いと言う。なぜなら、大学という環境はこの三つの条件を満たすからだ。

最も望ましいのは、子どもを含め、あらゆる年齢層の友人を持つことだ。常識に反すると思うかもしれないが、データはそれを裏づける。高齢者は、幅広い年齢層、とりわけ小学生くらいの子どもとつきあうと、脳への恩恵がいっそう増える。実のところ、子どもと触れあうと、ストレスが減り、不安障害やうつ病といった心の病にかかりにくくなり、死亡率まで下がる。

それには多くの理由があるのだろう。若者の考え方は高齢者とは異なるので、さまざまな世

代の人とつきあうと、自ずと多様な考え方に触れることになる。その結果、聴く音楽が変わるかもしれないし、これまでとは違うジャンルの本を読むようになるかもしれない。何を笑うかということさえ変わり得る。

そうやって他の人の立場から物事を見ることで、脳の重要な領域を鍛えることができる。「時には3歳児と話してみよう。そうすれば人生を理解しなおすことができる」という名言は真実なのだ。

加えて、友人が高齢者ばかりだと、結婚式よりお葬式にばかり出ることになる。親しい人を見送ることほど孤独感を深める経験はないだろう。しかし若い友人を持てば、あなたが忘れていた結婚式や出産といった幸せな出来事が次々に訪れ、これからも人生は続くという明るい気持ちになれる。統計的に見て、若い友人があなたより長生きする確率はきわめて高い。

幸いなことに子どもの方も、高齢者とつきあうことで恩恵を得られる。たとえば、問題解決能力や言語能力が向上するだろうし、情緒面でも好ましい影響を受けるだろう。

高齢者は比較的辛抱強く、人生の明るい面に目を向けがちで、子どもの扱いに慣れている。わが子を育て上げた人も多い。したがって、子どもに優しく接し、話に耳を傾け、心に寄り添うことができる。共働き家庭の慌ただしい環境で育つ子どもにとって、それはとりわけありがたいことだ。

子どもは本来わがままなものだが、時間の余裕がある高齢者は、子どもらしい欠点を受け入れることができる。それに、二度めの育児をより賢い親として楽しむことができるだろう。

だから、孫に好かれるおじいさんやおばあさんになるだけでなく、子どもの指導者や友人や相談相手になろう。結婚生活を平穏なものにしよう。近所の人々と友だちになろう。友だちと頻繁に会おう。

そうしなかったら、どうなるか。

老齢と孤独の三つの重要な事実

研究者たちは、老齢と孤独について三つの重要な事実を発見している。一つ目は、しわと同じで、孤独感は年とともに増えるということ。研究によると、高齢者の2割から4割は、いくらかの孤独感を抱えているそうだ。二つ目は、人生において経験する孤独感は一様ではなく、U字型カーブを描くということ。三つ目は、孤独感はうつ病の最大の原因になるということだ。

貧しい高齢者の孤独感は3倍

孤独感の定義は簡単なように思える。すなわち、「人と一緒にいたいのに、いられないから、寂しく思える」。しかし、科学的にそれを定義するには、少々注意が必要だ。中には、ひとりでいるのが好きで、あえて孤独に暮らす人もいるからだ。それに、人間よりペットの動物が好きという人もいる。その一方で、常にだれかと一緒でなければ、寂しくてたまらない人もいる。

そこで研究者らは、「客観的な社会的孤立」と「主観的な社会的孤立」という表現を用いる。「客観的な社会的孤立」は、孤独を好まないのに孤立し、寂しさを感じている人のことだ。ある研究所は孤独をこう定義した。「自らの社会的活動の量や質をコントロールできていないと感じる状況」

科学者らは、この表現の意味を確かめるための心理テストも持っている。それは、地球上で最も「孤独」とは程遠く思える南カリフォルニアで開発され、「UCLA孤独感尺度」という、いかにもふさわしい名で呼ばれている。研究者らは以下のことを発見した。

わたしたちは思春期の後半から孤独を感じ始めるが、成人期の初期から中期にかけて、孤独感は薄れる。これは自然なことだ。その期間にわたしたちは、学校に通い、仕事を持ち、子どもを育て、数え切れないほど多くの人と触れ合うからだ。友人の数は急速に増え、25歳でピークを迎える。その後、緩やかに減少し、45歳あたりで減少はやや落ち着くが、55歳を過ぎるとさらに減り、孤独感のU字曲線ができ上がる。

こうしたデータには、多くの例外や微妙な差異が含まれるため、このU字曲線には多少のぶれが生じる。たとえば75歳は、人生で最も孤独感が弱い時期の一つだが、80歳の誕生日を過ぎて1、2カ月もすると、人生で最も孤独感が強い時期が訪れる。また、貧しい高齢者は、裕福な高齢者より孤独感が強い。なんと、3倍も強いのだ。

一方、既婚者は、独身者より孤独を感じにくい。そしてこれはすべての年齢層について言えることだが、夫婦が親密であることは、幸せな結婚に強く影響し、それは若い世代より高齢者においてより顕著だ。また、高齢者の孤独感には、体の健康状態も大いに影響する。

友人が少ないと必要以上に早死にしがち

わたしたちは社会的に孤立するほど幸福感が薄れていく。その理由は進化に根ざしていると、研究者らは確信している。つまりこういうことだ。生物学的に言えば、人間はあまりにも脆弱で、ひとりでは生きていけない。そこで人間の脳は、社会的孤立をよしとしないシステムを作り、だれしも他の人間を探すように仕向けた。こうして、人間は進化が仕組んだ協力の道を歩むことになり、そうやって長く生き延びることができた人は、遺伝子を伝えることができた。

孤立と孤独の危険な悪循環

わたしたちは孤独になると、なにごともうまくできなくなる。それは、一つには社会的行動をしにくくなるからだ。孤独になると身づくろいがおろそかになり、風呂に入る、トイレを使う、食事をする、着替える、ベッドから起き上がるといった日常的な行動も徐々にしにくくなる。そうしたことがうつ病の突風を招き、特に高齢者は、その突風を受けて倒れやすい。

孤独な高齢者は免疫機能が弱い。そのせいで、ウイルス感染症やがんを撃退しにくくなる。また、ストレスホルモンのレベルが高く、それがさまざまな悪影響をもたらす。その筆頭は高血圧で、そのせいで心臓病や脳卒中のリスクが高まる。孤独感はまた、記憶力から知覚速度まで、あらゆる認知能力を損なう。認知症のリスク要因にもなる。

慢性的な孤独感は、危険な悪循環を招く。ご存じのように、年をとると体のあちこちが痛み始める。それは、一部の組織が壊れ始めるからだが、治療するすべは今後も見つかりそうにない。痛みは、とりわけ老化に弱い部位で起きやすい。関節炎はその一例だ。

そうした悩みは、会話の中身や、移動能力や睡眠に影響する。それらすべてが、日々の生活を不快にしていく。そうやって当人が不快になればなるほど、周囲の人は、その人と付きあいたがらなくなる。そのせいで社会的交流が減れば、これまで述べてきたさまざまな問題にいっそう影響されやすくなる。そうなると、ますます社会的な交流ができにくくなり、人はますます訪ねてこなくなる。

この悪循環は何度も繰り返される。孤立すればするほどいっそう孤独になるのだ。うつ病に襲われるのはそんな時だ。80歳になる頃には、孤独感はうつ病の最大のリスク要因になる。後の章で述べるとおり、孤独感には精神衛生にとって最悪のニュースがぎっしり詰まっている。

社会的孤立が高齢者に及ぼす最も劇的な影響は、死である。孤独な高齢者は、社交的な高齢者に比べて、死亡率が45パーセントも高い。身体機能の衰えやうつ病といった条件を同じにしても、その割合は変わらない。つまり、友人が少なければ、必要以上に早く死ぬことになるのだ。

孤独感で認知症のリスクが高まる

「103歳まで長生きできて、一番良かったと思うことは何ですか?」。ジャーナリストにこう尋ねられて、モリー・ホルダネスは、ユーモアたっぷりに即答した。「ピア・プレッシャー〔同年代の人とのライバル意識〕から解放されたことね」

幸い、彼女は頭脳明晰だ。しかし多くの高齢者は、そうではない。そして、その大半は女性だ。神経科学者ラウラ・フラティグリオニは、女性が、特に80歳以降、認知症にかかりやすいのは、男性の方が寿命が短く、妻を残して先に逝きがちなことと関係があるのではないかと考えた。

認知症には孤独感が影響するのだろうか? フラティグリオニは、その二つには相関関係があると結論づけた。ひとり暮らしの女性や社会的交流が希薄な女性は、同居者のいる女性や、親密な社会的交流を維持する女性に比べて、認知症に罹るリスクが格段に高いのだ。

過度の孤独で破壊されるミエリン

この気がかりな研究結果の背景にある脳のメカニズムについて、積極的な調査が始まった。すると、はっきりとした因果関係が見えてきた。過度の孤独は脳の損傷を招くのだ。

これはきわめて重要なことなので、深く掘り下げよう。この生物学的機構には、つま先を傷つけた時に働くのと同じメカニズムが関与している。

おそらくあなたは、炎症についてご存じだろう。つま先に傷ができると、周囲から細菌などの病原体が入り込み、攻撃を始める。それに対してあなたは、傷のある場所に腫れや赤みを生じさせて応戦する。典型的な炎症反応には、サイトカインを含む多くの分子が関わっており、反応はそれほど長く続かない。サイトカインがするべき仕事をして、迷惑な悪者を数日で退治してくれる。これは、急性の炎症の場合だ。

しかし、炎症には別の種類があり、ここでの話に関係があるのは、そちらの方だ。それは全身性炎症、もしくは持続性炎症と呼ばれる。急性炎症との主な違いは、その名のとおり、長く続くところにある。そしてこの種の炎症は、体全体で起きる。つま先の傷が、主要器官のいたるところにできるようなもので、全身が軽い炎症を起こした状態になるのだ。

もっとも、「軽い」という言葉に惑わされてはいけない。全身性炎症は長期間にわたってさまざまな組織を破壊する。酸性雨が森を蝕むようなものだ。脳の、特に白質をそれは損なう。白質は、ニューロンとそれを包むミエリン（絶縁体の働きをする）からなる。全身性炎症はこのミエリンを破壊して、脳の情報伝達を阻害する。

喫煙や肥満にも匹敵する悪影響

なぜ全身性炎症になるのだろう。原因はいくつもある。喫煙、汚染物質への曝露はもとより、肥満もそれを引き起こす。胃酸を逆流させるようなストレスもその引き金になる。そして、カーネギーメロン大学のコグニティブ・アクソン・ラボ所長、ティモシー・ヴァースタイネンによれば、孤独もその原因になるのだ。

彼は2015年に、慢性的な社会的孤立が全身性炎症を悪化させることを発見した。孤独の影響は信じ難いほど強く、喫煙や肥満の影響にも匹敵する。そのメカニズムは、3段階のフィードバックを描いて、人を老化地獄に陥れる。(1)孤独になると全身性炎症になる。(2)全身性炎症になると脳の白質が損なわれる。(3)白質が損なわれると、先に述べたような行動の変化が生じ、社会的交流が減る。この3段階が繰り返されるのだ。

孤独と脳の損傷にこれほど密接なつながりがあるのなら、社会における高齢者の扱いを、真剣に考え直さなければならない。高齢者による自らの扱いについてもだ。また、わたしたちは、友だちと密度の濃い時間を過ごせることに感謝すべきだし、友人の数が減ったら、どうにかしてまた友人を増やさなければならない。

かつてないほど高まる孤独のリスク

しかし、年をとると、簡単には友人を増やせなくなる。研究者らによれば、通常、友人の数は25歳頃まで増え続ける。その後は少しずつゆっくりと減少し、中年の後半まで減り続ける。とりわけベビーブーム世代は、人生の後半で友人を失うことで知られる。前の世代に比べて、彼らは高齢になると、家族から友人、隣人に至るまで、ほぼあらゆるつながりにおいて社会的交流がより少なくなる。

社会学者たちは、この減少にはさまざまな理由があると考えているが、その特定には至っていない。中には、子育て世代には移動が多いことを指摘する学者もいる。それは仲間集団が作られては消え、また作り直されることを意味し、その状況では、豊かで長期的な大人の友情を育むのは難しい。移動が多いと、安定した人間関係は築きにくいのだ。

わたしの祖父母は、小学校の1年生の時のクラスメイトと、何十回目かの結婚記念日を一緒に祝っている。わたしたちの世代にとって、そうした関係は夢の夢だ。

先進国では一世代前に比べて子どもの数が少ないことが、事態を助長している。それが意味するのは、おじもおばも、いとこも少ない、ということだ。面倒な親戚の集まりは減るが、同時に、親戚と長期的な関係を保つ見込みも減る（仮に、一カ所に定住したとしても）。

つまりあなたは、親友を持たず、親戚の数も少なく、家庭さえ持たなくなる。有害な孤立を生むという点で、子どもの減少は、蚊の発生源になる淀んだ水たまりのようなものだ。

加えて、人づきあいの性質も変わってきた。デジタル世界は、生身の人間同士の交流に代わる、魅力的なネット上の交流を提供する。それが有害かどうかを調べるための研究がすでに始まっている。それについては先に述べたとおりだ。

要するに現代の高齢者は、孤独になる危険性がかつてないほど高いのだ。老化によってすでに蝕まれつつある脳にとって、社会的孤立は有害であり、最も望ましくないものだ。

話はこれで終わりではない。老人が孤立するのは環境のせいだけではない。脳の変化も影響している。それについてこれからお話ししよう。

相手の顔を思い出せなくなる理由

相貌失認症（プロソパグノシア）、この障害は発音も大変だが、それを患うのはもっと大変だ。この障害を抱える人は、子どもでもできることができない。つまり、人の顔を見分けられないのだ。長年の知り合いでも、相手が部屋を出て、五分後に戻ってきたら、それがだれなのかわからない。他の人についてもそれは同じだ。しかし、物なら何でも見分けがつく。帽子や眉毛さえ見分けられるし、「顔」という概念もよくわかっている。

よく知っているはずの顔をなぜ思い出せなくなるのか

相貌失認（当然ながら、失顔症と呼ばれる）の患者は、社会でどうにかやっていくために、尋常でない手段を講じる。家族を区別するために、それぞれがよく着る服を覚える人もいれば、職場の人を見分けるために、行動の癖や姿勢に注意を払う人もいる。神経学者の故オリバー・サックスが失顔症だったことはよく知られるが、彼はパーティの来客に名札をつけてもらったそうだ。

驚くには値しないが、この障害を持つ人の多くは引きこもりがちで、社会不安障害に苦しむことも多い。これは確かに筋が通っている。社会的情報の大半は、顔によって伝えられるからだ。うれしいか、悲しいか、満足しているか、不満なのか、仲間になりそうか、敵になりそうか、といったことの手がかりは、目やほほやあごに表れる。相貌失認症の人は、相手の感情を読み取れないので、相手は自分のことを知っているのに、自分は相手のことがわからないという、不可思議な世界に引きこもる。サックスも、やがて会議や大きなパーティには出席しなくなった。

相貌失認は、紡錘状回と呼ばれる脳領域の損傷と関係がある。紡錘状回は脳の下側の、脊柱との接合部の近くにあり、脳卒中や頭部のさまざまな外傷によってダメージを受けることがある。また、相貌失認は目の色と同じく遺伝する。全人口の約2パーセントが相貌失認症だと見られている。しかし、通常の老化によって、比較的軽い相貌失認症になることもあるらしい。

年をとるにつれて、よく知っているはずの顔がわからなくなったり、表情が伝える感情を読み取れなくなったりする。今ではその理由もわかっている。脳の紡錘状回と他の領域をつなぐ神経経路（白質のケーブル）が、壊れるせいなのだ。相貌失認は、脳科学の重要な原理を明示している。それは、特定の脳領域が特定の機能を担っている、ということだ。したがって、ある領域が損傷を受ければ、そこが担っていた機能がうまく働かなくなったり、喪失したりする。

他人の悲しみや恐れや怒りがわかりにくくなる

しかし、機能がすっかり失われるわけではない。高齢者は、驚きや幸せや嫌悪といった感情を十分認識できる（実のところ、嫌悪感を感じとるテストでは、若い成人より得点が高い）。しかし悲しみや恐れや怒りについては、そうではない。それは不運が2個セットでやってくるようなものだ。高齢者は、知っている人の顔を認識しにくくなると同時に、その人々の悲しみや恐れや怒りがわかりにくくなるのだ。

高齢者はそうした欠損のせいで、相貌失認症の人と同じように社会から孤立して引きこもるのだろうか？（いつものとおり）さらなる研究が必要だが、答えはイエスだろう。

これまで述べたとおり、人は年をとるにつれて社会的交流から遠ざかっていく（友人の数は、25歳でピークを迎え、55歳まで緩やかに減少することを思い出してほしい）。高齢者になれば、その減少はいっそう加速する。興味深いことに、研究室で育ったサルも、高齢になると社会的行動が減る。

先に、メンタライジングや心の理論について述べた。人は年をとるにつれてメンタライジングの能力が落ちる。「誤信念課題」と呼ばれる実験は、他者の意図を推測する能力を測るものだ。その実験で、若い被験者は、およそ95パーセントの割合で正答するが、高齢者では、その割合はおよそ85パーセントに下がる。その数字は年とともにいっそう下がり、80歳を過ぎると70パーセント以下になる。

その原因は、前頭前皮質（ＰＦＣ）の、ある領域の働きが衰えることにあるようだ。ＰＦＣは、進化によって脳の基本設計に最も新しく加えられた構造だ。きわめて有能な構造であり、意思決定から人格形成まで幅広い機能を持つ。後に見ていくことになるが、人間特有のものと見なされる能力の大半は、このＰＦＣから生じている。

顔面認識力の変化とメンタライジング能力の変化には、関係があるのだろうか。もしあるとしたら、それらの変化は、高齢者を社会的に孤立させる自然の摂理の一部なのだろうか。

その答えはわからないが、今こうして科学的に意味ある形でそれについて書くことができるのも、わたしたちの理解が、このほんの数年間で途方もなく前進したからなのだ。そうした進歩は、医療的介入という実践的な領域にまで及んでいる。信頼できる研究が、孤独の悪影響を緩和するために何ができるかを語る。それがこの先のテーマだ。

ダンスには科学的な恩恵がある

ミハイル・バリシニコフとフレッド・アステアは、半世紀ほども年が離れている。だが、そんなことは問題ではない。バリシニコフがアステアを尊敬していたのは確かだ。「ダンサーならだれでも、フレッド・アステアを見れば、自分は他の職業につくべきだったと思うはずだ」と、バリシニコフは言った。彼はソ連出身で後にアメリカに帰化した著名なバレエダンサーだ。

一方、アステアはハリウッド映画のスターで、20世紀のアメリカ映画を代表する女優たちはもとより、ほうきや回転する部屋や爆竹や自分の影さえパートナーにして踊った伝説的なダンサーである。アステアはアメリカの一世代の人々に、部屋を出て一夜を踊り明かそうと誘い、ダンスホールのチェーン店もそれを大いに奨励した。

脳科学者たるわたしは、アステアの軽快な動きを見ていると、今一度、ダンスをするよう人々を鼓舞してほしいと彼に頼みたくなる。残念ながら、彼は1987年に88歳でこの世を去った。

わたしが熱烈にダンスを支持するのは、科学的な理由からだ。ダンスという、否応無く社会的交流をさせるパターン化された動作の効用を示す論文は、専門家の査読を受けたものだけでもダンスフロアを埋め尽くすほどある。その科学的な恩恵は信じられないほど大きい。

認知機能は13パーセント向上

ある研究について考えてみよう。この研究では、60歳から94歳までの健康な高齢者を、半年コース（週に1時間）のダンス教室に参加させた。最初に、認知や運動などの幅広い能力を測定し、半年のレッスンを経た後にも同じく測定した。対照群として、ダンス教室に参加しない高齢者についても同じことを測定した。

その結果は、大いに歓迎すべきものだった。手の協調運動（標準的な反応時間分析法で調べた）は、半年で約8パーセント上昇した。たいした向上ではないと思うかもしれないが、同じ期間に対照群の得点が下がったことを知れば、その価値がわかるだろう。流動性知能や短期記憶や衝動制御を含む一連の認知機能も13パーセント向上した。姿勢保持力やバランスもおよそ25パーセント向上した。

ダンスの種類は何でもいい

ダンスをしなかった対照群は、これらの能力においても実質的に得点が下がった。半年後、ダンスをした被験者たちは、身のこなしが変化し、考え方も変わった。

ダンスの種類は関係ないようだった。タンゴ、ジャズダンス、サルサ、フォークダンス、あるいは、さまざまな種類の社交ダンス。どのダンスも脳に強力な魔法をかけた。続く研究により、ダンスに限らず、太極拳やその他の武術などパターン化された動きを習うと、同様に多くの能力が向上することがわかった。

転倒する回数が37パーセント減少

とりわけ意外だったのは、それらの運動教室に参加した高齢者の、転倒の回数が減ったことだ。ある太極拳のコースに参加した高齢者グループは、転倒する回数が37パーセントも減った。高齢者にとって転倒はささいなことではなく、二つの理由から最も心配される。その理由とは、頭部に外傷を負うことと、治療費がかさむことだ。

アメリカでは、高齢者の転倒が原因となる医療費は、年間300億ドルを超える。オーストラリアでは、医療費予算のほぼ5パーセントを占める。

フレッド・アステアがいいところに気づいていたのは確かだ。

体の触れあいはきわめて大切

なぜダンスに効果があるのだろう。本当のところはよくわからない。運動になるのが一因であるのは間違いない。また、ダンスをするには、調和のとれた動作を習い覚えるだけでなく、人前で踊るための気力も求められる。したがって、社交という要素も考慮すべきだ。それに関する研究によると、人が大勢いる部屋でペアを組んでダンスをするには、酒場で2杯、酒を酌み交わすのに相当する社会的交流が求められるそうだ。

ダンスでは人と人がじかに交流するという点も重要だ。それには少々思いがけない効用がある。種類にもよるが、総じてダンスには体の触れ合いが伴う。それはだれにとっても大切だが、高齢者にとってはきわめて、非常に、大切なのだ。

日に15分でも十分

マイアミ大学タッチリサーチ研究所所長のティファニー・フィールドを始めとする著名な科学者たちが、人との触れ合いが高齢者の脳に（そしてほぼすべての人の脳に）与える恩恵について調べた。もっとも、フィールドが調べたのはダンスの効果ではない。彼女が目を向けたのはマッサージだ。そして、マッサージには認知や感情面へのプラスの効果が大いにあることを実証した。

フィールドは、介護施設のお年寄りから新生児集中治療室の未熟児にいたるまで、幅広い被験者を対象として、マッサージの効果を調べた。すると、そのほぼ全員にプラスの効果が見られた。

その効果を得るのに、プロのマッサージ師を雇う必要はなかった。友人がたまに触れるだけでも（下心がなく、喜ばれる場合に限るが）、両者の絆は深まる。それも日に15分触れ合うだけで十分なのだ。このことはダンスフロアの見えない魔力を説明する助けになるだろう。なぜならダンスフロアでは、15分よりはるかに長い時間、人に触れたり、触れられたりするからだ。

踊って、踊って、踊りまくろう

ここから、実際的なアドバイスを引き出すことができる。もしあなたがまだ若ければ、ダンスを習って、引退後まで長く続けることをお勧めする。もし引退を考える年齢なら、ますますダンスをお勧めする。すでに踊り方を知っているのなら、定期的に踊れる場所を見つけよう。そして踊り方を知らないのなら、教室に通って踊り始めよう。

ダンスは、デジタルに関する問いの答えももたらすだろう。先に述べたとおり、ソーシャルメディアは高齢者、特に体の不自由な高齢者が人と交流するのに最適な場だと、わたしは考えている。しかし当然ながら、じかに会ってのコミュニケーションの方が望ましい。それができるのなら、そうしよう。可能なら、他の人々と同じ空気を吸った方がいいのだ。

確かに、そうした接触には欠点もあるが、年老いた脳にはそれも必要だ。あなたはダンスフロアでばつの悪い思いをするかもしれない。じかに話すのが煩わしく思えるかもしれない。しかし、人間は何百万年もの進化の途上で、サーバーとパソコンによる交流ではなく、血の通った人間同士の交流を行ってきた。

人との交流が脳に及ぼす影響を見ればわかるように、人と人が一緒にいることは最も自然なことなのだ。

Brain Rules

1 友だちを作ろう。友だちになってもらおう

まとめ

- 社会と健全で活気のあるつながりを保とう。そうすれば、年をとっても認知機能は若く保たれる。
- 幸せな結婚のような、ストレスを減らす良質な人間関係は、あなたの寿命を延ばす。
- 若い世代とつきあうようにしよう。そうすれば、ストレスや不安が減り、うつ病にもなりにくい。
- 高齢者にとって孤独感は、うつ病を導く最大のリスク要因だ。孤独感のあまり脳が傷つくこともある。
- 踊って、踊って、踊りまくろう。ダンスは運動になり、社会的交流を増やし、認知機能を高める。

Brain Rules

2

感謝する習慣を身につけよう

第2章

楽観的に、感謝を忘れず過ごそう

シワなんか、気にしなくていい。
笑顔の痕にすぎないのだから。

——マーク・トウェイン

幸福とは、良好な健康と、悪い記憶力の産物である。

——アルベルト・シュバイツァー

最近、1枚のバースデーカードが目にとまった。『気難しい老人のやるべきことリスト』と書かれている。

1　うちの芝生から出て行け、と子どもたちを追い払う

2　近所の人をにらみつける
3　きわめて批判的な手紙を書く
4　相続権を奪う
5　追い越し車線でゆっくりドライブし、その間ずっと信号を守る
6　もういちどうちの芝生から子どもたちを追い払う
7　「立入禁止」の標識を買う
8　若者に、昔は大変だったと言う
9　しばらく、ぶつぶつ言う

そしてカードを開くと、中にはこう書いてある。

10　誕生日おめでとう！

老人は頑固で気難しい、は本当か？

傍点の多いこのカードが示唆するように、一般に、高齢者には気難しいという評判がつきものだ。その一方で、高齢者は親切で、辛抱強く、賢いとも言われる。気難しいというイメージとは正反対だ。実際、わたしの祖父は、親切で、辛抱強く、賢かった。本当のところ、人は年

をとるにつれて、より気難しくなるのだろうか、それとも、より幸せになるのだろうか。

研究者としての観点から言えば、この問いには定義上の問題が関わってくる。そもそも、幸福とは何を意味するのだろう。研究者の意見はさまざまだが、わたしは心理学者エド・ディーナーの定義に賛成だ。それは、「主観的に良好な状態」というものだ。

さらに、ポジティブ心理学の創始者であるマーティン・セリグマンにもわたしは同意する。彼は楽観主義を「悪い出来事は永遠に続かず、良いことがまた起きると知っていること」と定義した。ディーナーの定義は現在の状態を述べたものであり、セリグマンの定義が述べているのは将来についての態度だ。どちらも有益だと思える。これから見ていくように、幸せな経験をしたいという気持ちとそのような経験を記憶する能力は、年をとるといっそう強くなる。

情緒が安定し、愛想が良くなり、より誠実に

人は年をとるにつれて、より気難しくなるのか、より幸せになるのか、あるいはそのままなのかについては、長く議論が続いてきた。

ある研究では、絵本『ピーターラビットのおはなし』に登場する「気難しいお百姓のマクレガーさん」というステレオタイプに高齢者はぴったり適合することが明らかになった。彼らは年をとるごとに偏屈になっていった。おそらくそれは、研究対象になった高齢者が、しつこい関節炎、絶え間ない葬式、容赦ない孤独に満ちた環境に暮らしていたからだろう。

しかし、他の研究では逆の結果が出た。人々は年をとるほど幸せになり、環境にうまく適応できるようになった。ナショナル・ジオグラフィック制作のテレビ番組『ストーリー・オブ・ゴッド』でモーガン・フリーマンが演じた聡明なナビゲーターのように。おそらくそれは、知識が増え、心の痛みをうまく避けられるようになり、洞察を他者と共有して社会的により豊かに生きられるようになるからだろう。

皆さんはマクレガーさんだろうか、それとも『ストーリー・オブ・ゴッド』のモーガン・フリーマンだろうか。

幸い、その後の研究によって、状況はよりはっきりしてきた。見えてきた結論は肯定的だ。人は年をとるにつれて幸せになっていくのだ。もっとも、うつ病については重要な警告があり、それについては後で説明しよう。

ともあれ、年をとると情緒が安定し、愛想が良くなり、より誠実になる。しかもその変化はささいなものではない。ある心理測定によると、60代の人は20代の人より情緒の安定度が69パーセントも高かった。同調性の点数も、高齢者の方が高い。

なのになぜ、老人は頑迷と言われてきたのか

ではなぜ昔から、老人は頑迷だと言われてきたのだろう。それは古典的なエラーで、昔の研究の大半が、対象者の環境を考慮に入れなかったせいなのだ。その環境には、現在わたしたち

が「社会経済要因」と呼ぶもの、すなわち、財力、性別、人種、気分、教育、職の安定性、さらには出生年までもが含まれる。

大恐慌時に生まれた高齢者の幸福プロファイル（最も幸せな時期と最も幸せでない時期）は、ベビーブーマーのそれとは異なり、ミレニアル世代［1980年代から2000年代初頭に生まれた世代］とも異なるはずだ。子どもがいるかどうかも要因の一つだ。

結婚生活の満足度は幸福度に強く影響するが、子どもの年齢に応じて変わる。親の幸福度が最も高いのは、子どもが巣立った時、すなわち、空の巣症候群と定年に挟まれた期間である。幸福度が最も低いのは、子どもが10代の頃だ。

統計のプールの底まで潜り、今述べた社会経済要因のいくつかを考慮に入れて調べると、（1885年から1980年までに生まれた数千名を対象として、アメリカ国立老化研究所が行ったように）年をとると幸福感が強まることを示す、明らかな傾向が見えてきた。ある研究誌が述べたように「**だれしも**、生涯にわたって幸福感が高まっていく（強調は筆者による）」のだ。

同様の要因を考慮に入れた別の研究（21歳から99歳までの1500人以上が参加した）でも、人は年をとるにつれて明るくなっていくことが確認された。

これで話がおしまいなら、明るく口笛を吹いてバッグに荷物を詰め、本章を終えることができる。だが、実際には、だれもが年をとると明るくなるわけではなく、気分の高揚が永遠に続くわけでもない。しかし、それについて掘り下げる前に、多くの老人はなぜ幸福感が長く続くのかを解明する必要がある。

年をとると、世界が素晴らしく見える

1960年代後期から1970年代初期にかけてのロックの全盛期に、最もよく流れた明るい曲の一つは、ロックグループの曲ではなく、ジャズ界のレジェンド、ルイ・アームストロングが歌う『この素晴らしき世界』だった。

赤ちゃんが泣くのを聞き、
成長するのを見る
わたしが知るより、はるかに多くのことを
子どもたちは学ぶだろう

アームストロングは、なんと素晴らしい世界かと、感嘆する。しかし「コップには水がまだ半分残っている」という楽観的な彼の見方に、異議を申し立てる人がいた。冷戦の最中にあり、ベトナムでの戦況も悪化する一方なのに、この世界が素晴らしいなどと、なぜ言えるのか、と。

アームストロングは、こうした批判があることを知っていた。そしてある晩のコンサートでは、そんな声があがる前に、観客にこう語りかけた。

若い人の中には、こんなことを言う人がいる。「やあ、おじさん、いったいどういう意味だよ、素晴らしい世界って。いたるところで戦争が起きているっていうのに、それでも素晴らしい世界だって言えるのかい?」

だが、少しの間、このおじさんの話に耳を傾けてほしい。わたしには世界はそう悪いようには見えない。ただ、わたしたちのしていることが悪いのだ。この世界は、わたしたちがその機会を与えれば、どんなに素晴らしい世界になるだろう、とわたしは言っているんだ。愛だよ、坊や、愛なんだ。それが秘訣さ。

注目に値するのは、この言葉を語ったのが、「黒人専用」と記されたトイレや水飲み器を使い、黒人差別法に耐えてきた人物であることだ。

人生の基本:わたしたちは長い年月の間にポジティブな出来事もネガティブな出来事も経験する。ベトナムのソンミ村で起きた虐殺事件を目撃した世代は、人類の月面着陸を目撃した世代でもある。しかし、わたしたちの脳はポジティブな情報とネガティブな情報を均等に処理していくわけではない。年とともに、明るい情報を求める気持ちとその記憶が強くなり、この世界を、より素晴らしい世界として経験し始めるのだ。

なぜそれがわかるのだろう。科学者たちを驚かせた最初の発見は、年配の人は若い人に比べてネガティブな感情を抱くことが少ない、というものだった。南カリフォルニア大学の老年学者マーラ・メーザーや、スタンフォード長寿研究センター所長ローラ・カーステンセンといった研究者が、それについて調べた。その結果は一貫して、高齢者の脳がネガティブな刺激よりもポジティブな刺激に注意を向けやすいことを語っていた。さらに、高齢者は、不幸せな出来事より幸せな出来事を、より詳しく覚えていた。

いいことだけを覚えていたい脳

ある実験では、若者（平均年齢24歳）と高齢者（平均年齢73歳）を対象として、幸せそうな顔と不幸せそうな顔のどちらに注意を払うか（注意バイアス）を調べた。若者が幸せそうな顔に向ける注意は、バイアススケールで25点中の5点だった。不幸せそうな顔に向ける注意は3点だ。この結果は、若者たちが両方の顔にバランス良く適度な注意を向けていることを語っていた。それに対して高齢者は、幸せそうな顔に向ける注意は25点中の15点。不幸せそうな顔に向ける注意は25点中のマイナス12点（そう、マイナス12点）だった。適度でもなければ、バランスもとれていない。

ポジティビティ効果とは

ネガティブな記憶に関する調査でも、同様の違いが観察された。ネガティブな記憶は、脳の老化に関する研究において最も異論が多いテーマだ。そのデータを理解するには、記憶の働きについて、ざっと復習する必要がある（後に、第4章でもっと深く掘り下げよう）。重要なのは次のことだ。

脳は、一台のテープレコーダーとして人生を記憶していくわけではない。そうではなく、半ば独立したレコーダー、すなわち記憶のサブシステムがいくつもあり、それぞれが特定の領域の情報を記録し、読み出していくのだ。

たとえば、自転車の乗り方を覚えるには、『ブレイキング・バッド』［アメリカのテレビドラマシリーズ］のエピソードを思い出したり、トニー・ベネットの歌う〝Put on a Happy Face〟を思い出したりするのとは別のレコーダーを使う。さらに、以前見たものを思い出す（認識記憶）には、また別のレコーダーを使う。

認識記憶の検査で、若者と高齢者にポジティブな画像（たとえば、幸せそうな顔）とネガティブな画像（たとえば、不幸せそうな顔）を見せた。若者は、その両方をほぼ同じ割合で記憶していたが、高齢者はそうではなかった。記憶の度合いをスコアで表現すると、ポジティブな画像をネガティブな画像より106パーセント強く記憶していたのだ。

研究者は、エピソード記憶（出来事の記憶）、短期記憶（現在では、ワーキングメモリ［作業記憶」と呼ばれる）、長期記憶（まさにその名のとおり）についても、高齢者の記憶には同様の偏りがあることを確認した。その現象には名前もついている。「ポジティビティ効果」だ。高齢者の方が幸せだと言われるのは、一つには、人は年をとるにつれて、何に注意を向け、何を記憶するかを、より選択するようになるからなのだ。

高齢者が楽観的な理由

ではなぜ、高齢者はこのように楽観的なのだろう。結局のところ年をとると、関節が痛むようになり、その治療は年々難しくなり、交戦地帯にいるかのように友人が次々に亡くなる。加えて、自分が1階に降りてきた理由がわからなくなるし、人の誕生日も思い出せなくなる。

そういうわけで、おそらく脳は幸福感をご褒美として人を励まし、年をとっても社会と関わるようにさせているのだろう。ポジティブな方向に関心が向けば、うつ病になりにくく、自殺もしにくい。また、高齢者に明るい表情を向ける人は、高齢者に手を貸してくれる可能性が高く、その生存を助けてくれる可能性も高い。

高齢者の方が幸せだという背景には、また別の社会的理由がある。それを説明するために、産業化時代の英国に暮らし、終始、仏頂面だったある人物について語ろう。気難しい老人の典型であるエベネーザ・スクルージだ。

損得勘定よりも、ぬくもりを大事に

ディケンズの『クリスマス・キャロル』は19世紀の小説だが、わたしが最も驚かされるのは、その内容が、21世紀の老年科学を先取りしているように思えることだ。証拠として、かの有名なエベネーザ・スクルージに関する描写をご紹介しよう。

ご存じのとおり、クリスマスが来てもスクルージは守銭奴のままだ。けれども、死後の世界を経験したことで、彼はサンタクロースのような人間になる。と言っても、死への恐怖から心を入れ替えたわけではない（死に直面していたのはむしろスクルージの事務所の書記であるボブの、無邪気な末っ子、ティムの方だ）。

スクルージは幽霊に導かれて自分の過去、現在、未来を見ていくうちに、徐々に改心していった。過去、つまり若い頃のスクルージは、産業化時代の貸金業という自らの職業における成功ばかり追い求めていた。しかし、年をとって、精霊たちに突きはなされた時、彼の優先事項は逆転した（むしろ、正しい方向に戻ったと言うべきだろう）。損得勘定が支配する冷たい貸金業の世界から抜け出し、人々と結びついた温かく感情豊かな世界で生きることにしたのだ。

さて、データが語るのは、幽霊の導きがなくても、年をとるに従ってわたしたちの脳ではこのような変化が起きるということだ。わたしたちも、奨学金の返済や他の金銭上の重要事項より、孫と遊ぶことを優先するようになる。平均的に言って、その方が幸せになれる。この喜ばしい変化は自分の内と外の両方からもたらされ、そのどちらの声にも耳を傾ける価値がある。

若い頃、脳はあなたをだまして、永遠ではないとしてもかなり長い年月を生きられると信じ込ませる。それには社会的な結果が伴い、あなたは老後のために貯金に励んだり、ヘルスケアに加入したりする（保険会社はこの年齢集団を「不死層」と呼ぶこともある）。また、若い頃はキャリアをスタートさせる時期でもあり、知識を増やし、成功を追求することが人生の優先事項になる。人間関係についても同様だ。経験者は知っていることだが、結婚も子育ても、うまくこなすには十分な知識が必要とされる。

死を意識すると、人とのつながりを優先するようになる

しかし、年をとるとこのすべてが変わる。生物学的タイヤが走れる距離はあと数マイルになり、また、この世界がどう動くかについての知識も増える。その頃になると人は、幽霊に教えられなくても、自分は永遠に生きられるわけではないことを悟る。

わたしがそれに初めて気づいたのは、死ぬ前に読みたい本を数え上げた時のことだった。本を読むのにかかる時間を計算すると、すべてを読み終えるには１８０年以上生きなければならないことがわかった。しかも、他のことは何もしないでひたすら本を読んだとして、である。

そんなふうに暮らせたら、まさに天国だが、残念ながらわたしには他にもすべきことがある。

つまり、わたしは年をとったせいで、何を優先するかを決めなければならなくなったのだ。そして、ディケンズや他の作家たちとではなく、家族とより多くの時間を過ごしたいと思ったので、人とつながった温かい世界で暮らすことを選んだ。

この推移はいくつもの研究結果と一致する。人は、自分にも賞味期限があることを悟ると、幽霊に会った後のスクルージのように、何よりも人との関係を大切にし始める。いつからであっても、そのように社会的なつながりを優先するようになると、人はより幸せになれる。この推移は一般的な現象であり、実験による裏づけも非常に多く、「社会情動的選択性理論」という恐ろしく学術的な名前までついている。

それを裏づけるデータの多さに当惑する科学者もいるが、一部の科学者はこの現象の神経学的要因を探し始めた。そして彼らは、脳の中にその要因と見なせる変化を発見し、いっそうややこしい名前をつけた。「情緒に影響する前部扁桃体の加齢による変化（frontal-amygdalar age-related differences in emotion）」、略してＦＡＤＥである。

その変化の一つについてはすでに論じた。社会的なつながりが増えるほど、扁桃体は大きくなる、というものだ。加齢に伴って他にも変化が起きる。老化しつつある脳は、自分にとって有益な感情を強化することで、外の世界へのわたしたちの反応を変えるのだ。ＦＡＤＥと名づけられた脳の変化が、わたしたちが何を大切だと思うかに影響している可能性は高い。スクルージは、生きている限りクリスマスにはボブ一家にガチョウを贈ることにした。

未来の報酬より現在の幸福がほしくなる

一般に高齢者はリスクを避けると言われるが、オハイオ州の元牧師、ゲイリー・コールマンは例外だ。

高齢者はローリスク・ローリターンが好き

俳優のショーン・ペンに少し似ている（もっとも、74歳になった時のショーン・ペンだが）コールマンは、ジェットコースターの熱狂的ファンだ。2015年、彼はオハイオ州の伝説的なジェットコースター「ダイヤモンドバック」に1万2000回目となる乗車をした。「初めて乗った時、今まで乗った中で、最高のコースターだと思ったんだ」。インタビューに答えて彼は言った。「年を考えたら、自分にはこれが一番だ」。その言葉に嘘はない。彼は子どもの頃からジェットコースターに夢中だった。

リスクに関連する行動が年をとるとどう変化するかについて、研究者は二つの興味深いパターンを発見した。良き牧師のジェットコースター体験と同じく、それらは幸福感とつながっていた。一つは「確実性効果」「確実なものに惹かれる傾向」、もう一つは「回避動機づけ」「危険なものを回避しようとする傾向」と呼ばれる。

確実性に関する研究は、当初、不確実性に邪魔された。と言うのも、若者と高齢者のリスクを選択する割合と熱意がほぼ等しいように見えたからだ。しかし、「イコール」は「同じ」ではないと知っている研究者らは、さらに挑戦を続け、じきに手応えを得た。実のところ、若者と高齢者では、選択するリスクの種類が、騒々しいカジノと心地よい紅茶専門店ほどにも違っていた。

あなたがそれなりの年齢で、このところ自分はリスクを避けがちだと感じているのであれば、それはあなたに限ったことではない。ハイリスク・ハイリターンとローリスク・ローリターンのどちらを選ぶかと問われると、高齢者はほぼ常にローリスク・ローリターンを選ぶ。報酬を失う恐れがある時には必ず、リスクを回避しようとする。報酬がごくわずかでも、高齢者はそれを失うことを嫌う。なぜだろう。

また、高齢者は、ポジティブな気持ちになれる方を、高い確率で好む。ペニースロット［1ペニーで遊べるスロットマシン］で遊ぶ時のように、楽しく遊んでいられるのであれば、報酬の多い少ないは気にしない。この傾向は、ごく一般的に見られ、研究者はそれを「確実性効果」と呼ぶ。

若い時は、過去よりも未来を見る

ささやかな満足をよしとする今の自分と、若い頃の自分を比べてみよう。若い頃は、満足を求める気持ちがとても強く、常に、より多くを求めた。ダンス、乱痴気パーティ、騒々しい音楽、それに友人を切望した。また、そうやって活発に動いていれば、生涯の伴侶を見つけたり、仕事のプラスになる人間関係を築いたりすることができる。

人生を楽しんだり、利己的に生きたりすることにはリスクが伴うが、そうしたい気持ちは理解できる。若い頃のわたしたちの眼中にあるのは、過去ではなく未来なのだ。おそらくそれは、振り返るほどの過去をまだ築いていないからだ。

そういうわけで、家にこもって、『アイ・ラブ・ルーシー』〔往年のコメディドラマ〕の再放送を見て過ごしたいなどとは決して思わない。この傾向を定量化した研究者は、それを「接近動機づけ」〔望む状況に近づこうとする傾向〕と名づけた。

わたしたちは接近動機づけの成果を収穫した後、住宅ローンと子育てと、老後のための貯蓄に励むことを誓う。そして効率を第一として、成功を維持し、失敗を避けるための方法を探求していく。

しかしやがて、創造できるものだけでなく、維持できるものにも関心を向けるようになる。その頃には、自分は永遠に生きられるという危うい幻想は消える。そして退職に向かう頃、わたしたちは接近動機づけから回避動機づけへと移行し、それまでの人生で苦労して得たものを守ろうとし始める。

年をとると、リスクへの嗜好が変わる

死は人を追い立てる究極の皮肉だ。今、年老いたわたしたちは、現状維持という観点から自分を見ている。それは残された時間がもう限られているからだ。したがって、現在の幸福の方が、未来の報酬より大切だと思える。関節がきしみ、友だちが死に、愛する人が去る頃には、夜には『アイ・ラブ・ルーシー』を見て過ごすのがちょうどいいと思うようになる。

つまりそういうわけで、年をとるとリスクへの嗜好が変わるのだ。高齢者がリスクを避け、ささやかであっても報酬を得ようとするのは、自分には報酬があまり残されていないことを知っているからだ。1万2000回ジェットコースターに乗って、それが体に悪くないとわかっていて、しかもまだ楽しいと思えるのなら、1万2001回目を楽しんでもいいではないか。

そうして、だまされやすくなる

高齢者と幸せについての物語にはまだ先がある。クリスマスのご馳走とジェットコースターが話のすべてではない。ここに、その悪い知らせがどれほど悲惨なものになり得るかを語る事例がある。

74歳独身医師の残念な体験

南カリフォルニア州に暮らす74歳のある医師は、妻を亡くした後、孤独感に耐えられなくなった。そこでデート相手を探すウェブサイトに申し込んだ。まもなくこの善良な医師は、離婚歴のある40歳の英国人女性の写真にハートを射抜かれた。彼女は無一文で、しかも大学生の娘を抱えていた。医師と彼女は数週間のうちにメル友になり、その数週間後には、デジタル版の遠距離恋愛が始まった。おそらくあなたはすでに胡散臭さを感じていることだろう。医師もそれに気づけば良かったのだが。

ある日、連絡してきた彼女はパニック状態に陥っていた。娘が自動車事故で死んだという。「お葬式代もないし、娘の奨学金もわたしが返済しなければなりません。何をどうすればいいかわからないのです。当面必要な4万5000ドルを送っていただけませんか」。そう頼まれて、医師は手持ちの金を送った。言うまでもなくそれが次の要求の蛇口を開いた。

2週間後、屋根を直すのに1万ドル、新しいメルセデス・ベンツ（そう、ベンツだ）を買うのに7万5000ドル、さらには、「ロサンゼルス国際空港で生涯の恋人であるあなたに会って、直接お礼を言いたいから、ロンドンからのファーストクラスのチケットが必要です」と彼女は言ってきた。気の毒なことに、医師はそのすべてに応えた。そして、フォーシーズンズホテルの部屋とリムジン、それにクリスタルシャンパンを用意し、花束を抱えて空港で待ったが、彼女は現れなかった。その後も連絡は途絶えたままだ。

こうしたことは、ひっきりなしに起きている。その数を知るのは難しいが、生命保険会社のメットライフ社の推定によると、毎年、高齢者は30億ドル近くをだまし取られている。だまされやすさに男女の差はなく、成功してビバリーヒルズに暮らす医師にも、その免疫はない。まさに、高齢者は命が尽きることよりお金が尽きることを心配すべきだという証拠だ。

高齢者が狙われるのには、明白な理由がある。独り身の高齢者は時として銀行に多額の預金を持っているからなのだ。より明白でない理由は、年をとると物事の良い面ばかり見るようになることと関係がある。あなたは年をとるにつれて人を信じやすくなる。はっきり言えば、だまされやすくなるのだ。その理由もほぼわかっている。

島皮質とAC／DCネットワークの衰え

脳の側面の奥まったところに「島皮質」と呼ばれる領域がある。それは、「だまされそうになっている時に、それを察知する探知機」、と見なすことができる。もっとも、脳の多くの領域と同様に、島皮質には副次的な機能もあり、リスク調査、裏切りへの反応、嫌悪感に関与し、ある行動が安全かどうかの予想も手伝っている。

しかし、年をとるにつれて、前島（島皮質の前部、目に近い領域）は、信用できない状況はもとより、脅迫的な状況にさえ反応しにくくなる。科学者は、人の表情から怪しさを察知するテストなど、さまざまな方法でこの衰えを実証してきた。英国人女性を自称する恋人も、そのテストに使えるかもしれない。

この衰えは、きわめて重要な能力の衰えの一部だ。その能力とは、(とりわけ報酬が絡んでいる時に)自分が間違いを犯そうとしているかどうかを知る能力で、報酬予測能力に含まれる。報酬予測能力は年をとると20パーセント超も低下し、エラーが生じやすくなる(報酬予測のエラーとは、過去の経験から報酬を予測し、それが外れることだ)。この衰えのサイクルを完結するかのように、年老いた脳ではリスク査定能力も低下する。

さらに悪いニュースがある。年をとると、島皮質が衰えるだけでなく、わたしがAC/DCネットワーク(別名、「地獄への高速道路」回路)と呼ぶ脳領域も変化する。AC/DCネットワークはきわめて強力な回路で、島皮質の近くに組み込まれている。それはさまざまな働きをするが、望ましくない常習的行為のほぼすべてに関与している。それが別名の由来だ。また、報酬予測や「確率論学習」と呼ばれるスキルにも関わっている。このスキルも年をとると衰える。

研究者らは、高齢者がだまされやすいのは、島皮質とAC/DCネットワークの衰えのせいだ、と確信している。それらの衰えは、高齢者が、親切にしてくれる人に警戒しなければならない理由でもある。老化した島皮質と附属する回路は、破産した恋人と同じくらい危険なのだ。

健康を損なうとうつ病になりやすい

カーラジオでその曲を初めて聴いた時のことは、今でもよく覚えている。「ああ、彼はなんて幸運な男だったんだ」という歌詞だった。鳥肌が立った。聴いたこともない奇妙なキーボードの音でその曲が終わった時、わたしはすっかり心を奪われていた。

当時、わたしはロックを聴かず、今もそれは同じで、ストーンズよりストラビンスキーが好きだ。だが、このグループについてはもっと知りたかった。調べたところ、3人組のバンドで、グループ名は70年代のプログレッシブ・ロック・バンドというより、法律事務所の名前のようだった。「エマーソン・レイク・アンド・パーマー」

また、彼らがロックにアレンジしたクラシック曲も見つかった。「第1番のトッカータ」である。

特に、そのグループの伝説的なキーボード奏者、キース・エマーソンの高度な技術にわたしは魅了された。そういうわけで、2016年に71歳のエマーソンが自殺したことを知った時には、とても悲しかった。

彼は数年にわたってうつ病と闘ってきたが、指の神経が冒されて演奏ができなくなった時、抵抗をあきらめ、銃を手にした。結局、彼はそれほど幸運な男にはなれなかった。

エマーソンの人生が実証するように、うつ病と自死は密接につながっている。うつ病と老齢にも密接なつながりがあり、エマーソンの人生はそれも実証している。そのつながりは幸福をテーマとする本章の最も暗い部分だ。それはまた、わたしがここまで述べてきたことに矛盾するようにも思える。この件についてはいくつか語るべきことがある。参考文献から引用しながら、説明しよう。

初めに、うつ病を手短に定義しなければならない。うつ病と通常の悲しみは混同されやすいが、実のところ、うつ病になった高齢者は往々にして、特に悲しいとは「感じない」。その代わり、彼らは集中しにくくなり、いらいらして落ち着きがなくなり、以前は楽しめたことを楽しめなくなる。また、高齢者は体調不良、愛する人の死、絶え間ない痛みといったうつ病のきっかけになるものを日常的に経験することも、考慮に入れなければならない。

慢性疾患、聴力低下、視力低下、と続くと……

高齢者のうつ病について、古い文献は次のように語る。「うつ病は加齢に伴う自然な現象ではない。（中略）重篤なうつ病は『自然な現象』ではなく、治療されるべきだ」（1999年頃のアメリカの公衆衛生局長官の言葉）。本当だろうか。治療が必要だという主張は正しいが、他の部分はよく読むと間違っている。

より近年の文献は以下のように、うつ病は自然な現象ではないという見方に反論する。「一般に、80歳以下の高齢者にとって、年をとることはうつ病を招く重大なリスク要因であるらしい」(中国、重慶医科大学の研究者、Ke-Xiang Zhaoの言葉)

これらの一見異なる見解を照合すると、結局のところうつ病になるかどうかは、どれほど頻繁に病院に通わなければならないかにかかっていることがわかる。比較的健康な高齢者にとって、うつ病は自然な現象ではない。しかし、体のあちこちが壊れかけている高齢者では、話は違ってくる(研究者らが両者を区別したのは賢明だった。両者をひとまとめにすると、自分たちが見ているのは「不自然な病気の進行」ではなく「自然な衰退」だと誤解しやすい)。

現在、以下のことがわかっている:高齢者は健康上の問題が増えるほど、うつ病になるリスクが高まる。慢性疾患はうつ病の要因の最前列に陣取り、さまざまな障害がそれに続く。最大の要因の一つは聴力の低下だ。それに並ぶのは、視力の低下である。各種のがん、慢性肺疾患、脳卒中、心臓病もうつ病の要因になる。糖尿病と高血圧の影響はわかっていない。

また、馴染み深いコミュニティで暮らす高齢者がうつ病になる確率は低く、8パーセントから15パーセント程度だ。しかし、健康に問題があって入院した場合や、介護付住居に入居した場合、その確率は40パーセントにまで跳ね上がる。大変な違いだ。うつ病は、2020年までに高齢者の医療費負担の最大の要因になると予想されている。結論はこういうことだ。健康でいる限り、年をとるにつれて、幸福度が高くなる。しかし、年をとるにつれて健康が衰えるので、うつ病になる確率が高くなる。

この件に関して、わたしたちにできることはあるだろうか。答えはイエスだ。しかし、わたしたちの選択肢を理解するには、世界で最も幸せな生化学の一つを検証し、脳生理学を復習しなければならない。キース・エマーソンもそうできればよかったのだが。

ちっぽけなドーパミンの強大な影響力

「これが原因だ」。1966年の寒い冬の朝、父は笑いながら、安っぽい小さな丸いものをわたしに見せた。クリスマスの電飾のようにも見える。「古いのをこの新しいのと交換したら、キッチンは元どおりになるよ」

その日の朝早く、10歳だったわたしは父の寝室に駆け込み、「キッチンを壊しちゃった」と言って泣きだした。電気ストーブのプラグを冷蔵庫の近くのコンセントに差し込んだら、ボンという大きな音がして、キッチンが丸ごと停電してしまったのだ。照明は消え、冷蔵庫もストーブも電動缶切りも静まり返った。

「ヒューズを飛ばしただけだよ」と父は言った。その手にある電飾のようなものは、交換用の、(今はもう見かけなくなった)15アンペアの家庭用ヒューズだった。わたしは驚いた。冷蔵庫からオーブンにいたるキッチンの全機能の崩壊をもたらしたのが、そんなちっぽけなものだったとは。

わたしにとってこの出来事は、家の中で電気回路がどのように機能しているかを学ぶ最初のレッスンになった。父は古いヒューズをねじって外し、新しいものを取りつけた。父が言ったとおり、キッチンはうなり声をあげて生き返った。

ドーパミン減少という根本原因

電気にまつわるこの思い出は、脳の神経回路とその活性化について、有益な教えを語る。本章では、老化に伴うさまざまな行動の変化について語ってきた。意思決定、報酬への欲求、リスクを負うこと、選択的記憶、うつ病。

一見、これらの行動は、電動缶切りと冷蔵庫のように、つながりがないと思えるかもしれない。だが、それは間違っている。これらの変化の大半は、回路の一カ箇所の不具合から生じていると、科学者たちは考えている。あのキッチンと同じように。

もちろんこの回路は電線でできているわけではない。それはニューロンでできていて、神経伝達物質に反応する。その神経伝達物質の主力選手の名前は、あなたも聞いたことがあるはずだ。「ドーパミン」である。ドーパミンが活躍する回路は「ドーパミン作動性経路」と呼ばれる。それは快楽と関係があり、脳にはこの回路が八つほどある。

ドーパミン分子に関してまず驚かされるのは、そのとてつもない小ささだ。それはチロシンと呼ばれるアミノ酸が水酸化［水酸基との結合］したものだ。高校の生物で学んだアミノ酸のことを思い出そう。アミノ酸はタンパク質の構成要素で、列車のように（時には数百個も）つながってタンパク質を作る。しかしドーパミンは、このたとえで言えば、車両一つ分の長さしかない。

また、チロシンは特に珍しいものではなく、読者の大半はそれを毎日食べている。たとえば、卵の白身はチロシンを多く含む。大豆や海藻もそうだ。このようにドーパミンはちっぽけで、材料も平凡だが、それにだまされてはいけない。ドーパミンの影響力は非常に強い。それが少なすぎるとパーキンソン病になり、多すぎると統合失調症になる。あなたは、適量のドーパミンを合成できて初めて、快楽を感じ、震えずにペンを握り、適切な意思決定を下すことができる。ドーパミンは本章で言及した行動のすべてに関与している。少々の海藻に含まれるものにとてつもない力があるのだ。

ドーパミンはどう機能しているか

では、この分子はどうやってその多彩な才能を発揮しているのだろう。ドーパミンには専用の受容体があり、それらにドーパミンが結合すると、脳の特定の機能が活性化する。ドーパミンの受容体を持つニューロンは限られている。そして、幸運にもその受容体にドーパミンが結合したニューロンだけが、その機能を果たすことができる。

車は、鍵穴にキーを入れるとエンジンがかかる。それと同じで、ドーパミンが受容体と結合するとニューロンのエンジンがかかる。そのようなニューロンがいくつも連なって回路を作っている。八つほどあるその回路が、ドーパミン作動系の実体だ。

人口過密な上海のように、脳にはニューロンがぎっしり詰まっているが、ドーパミンの受容体を持つニューロンは驚くほど少ない。それらが存在する脳領域は限られており、それはドーパミンに反応する脳領域が限られていることを意味する。

それらの領域の中でも突出しているのは、先に述べた「地獄への高速道路」回路だ。この高速道路にはドーパミンに感受性のある二つの脳領域（腹側被蓋野と側坐核）が含まれ、その二領域はドーパミン作動性経路でつながっている。このシステムの暴走が、歴史上、何度も人類を襲った薬物中毒の原因である。

ドーパミンは実際、非常に大きな働きをしている。そして科学者たちは、その働きが高齢者にとってどれほど大きな意味を持っているかを解明しようとしている。加齢の特徴の一つは、ドーパミン作動系が衰えていくことだ。

ドーパミン作動系はこうして衰える

実験の中には焼きすぎたステーキのように胸が悪くなるものがある。今から紹介するのは、その一つだ。マウスの遺伝子を操作して、ドーパミンを作れなくなるマウスを誕生させることができる。マウスにとってそれは、死刑宣告に等しい。なぜなら、そのマウスは餓死するのだ。げっ歯類にとってのチョコレートケーキに相当する、おいしい餌を面前に置いても、マウスはそれを見るだけで食べようとしないので、死がゆっくりと彼らを覆っていく。

同じことが赤ちゃんマウスでも起きる。ドーパミン欠損の子マウスは、その小さな命を維持できるほどには乳を飲もうとしない。乳を探すような素ぶりはするものの、飲もうとしないのだ。

しかしそれらのマウスにドーパミンを投与すると、どのマウスも普通に食べたり飲んだりし始める。つまり、ドーパミンがなければ生物は生きていけないのだ。したがって、当然ながらドーパミンがあることは望ましい。

この実験を紹介したのは、それがジェロサイエンスにおける堅牢な発見の一つと関係があるからだ。その発見とは、年をとるに従ってドーパミン作動系の機能が衰えていくことだ。人間では、この衰退がもたらす影響は複雑で、食べる楽しみがなくなるだけではない。マウスやラットの大脳皮質は、広げても切手くらいのサイズだが、人間のそれを広げるとベビー毛布くらいになる。このサイズの違いには、それなりの結果が伴う。

三方向からの損失

人間の場合、ドーパミン作動系は三つの方向から衰えていく。一つ目は、特定の領域でドーパミンの製造が減ることだ。その減り方は一様ではない。中脳での減少は少ないが、背外側前頭前皮質（DLPFC）ではそのほぼ3倍のペースで減少する。その影響は65歳以降で特に顕著だ。

二つ目は、ドーパミン受容体が減ることだ。「ドーパミンD2受容体」と呼ばれる重要な受容体が、10年あたり6〜7パーセントの割合で減っていく。しかも驚くべきことに、その減少は20歳頃から始まる。

三つ目は、ニューロンが死ぬせいで、ドーパミン作動系の回路が徐々に消えていくことだ。この攻撃を最も受けやすいのは、運動機能に深く関わっている中脳の黒質で、パーキンソン病はその結果である。そういうわけで、その病気になる最大のリスク要因は、年をとることだ。

この三方向からの損失は、本章で論じてきた行動の変化のすべてを説明できるだろう。たとえば、特定のタイプのうつ病はドーパミン作動系の働きが弱まることで起きる。それはよく起きることなので、DDD（ドーパミン欠乏性うつ病：dopamine deficient depression）という独自の名前を持っている。

ドーパミンは意思決定、特に報酬に関する意思決定に関与しているが、先に述べたとおり、意思決定能力は年をとると衰える。また、ドーパミンはリスク嗜好を後押しするが、それも年とともに低下する。ドーパミンは動機づけにも関わっている。人は年をとると、積極的な接近動機づけから慎重な回避動機づけに移行するが、それはリスク嗜好の衰えがもたらした行動の変化なのだろう。

ポジティビティ効果（そしてその暗い裏面である、だまされやすさ）でさえ、ドーパミンの減少によって説明できる。ポジティビティ効果の土台となる注意力のネットワークは、ドーパミンの影響を強く受けるのだ。

実際、注意力ネットワークの主要なプレイヤーの大半は、ドーパミンを使って脳の注意を操作している。そのネットワークには島皮質（だまされやすさに関与する）も含まれ、若い頃の島皮質はドーパミン受容体をどっさり持っているが、それは年をとると減っていく。この島皮質の機能不全はうつ病ともつながっている。

ドーパミンの減少で幸せになる？

では、年をとるにつれて幸せになるという報告についてはどうだろう。それにもドーパミンの減少は関与しているのだろうか。答えは、「わからない」である。本章で見てきたとおり、幸福感についてのデータは複雑で、他の要因（疾患やうつ病など）を考慮に入れると、いっそう、複雑になる。また、幸福感についての研究は、主に健康な高齢者を対象として行われてきた。その人たちは、ドーパミン経路も「健康」だったのではないだろうか。だとすれば、科学者らは高齢者という対象集団のごく一部しか調べなかったことになる。

あるいは、別の解釈もできる。詳しくは第４章で語るが、脳は、認知機能の衰えを補うのが驚くほどうまい。幸福感についてのデータは、ドーパミンの容赦ない減少に抵抗しようとする脳の努力を語っているのかもしれない。その努力とはつまり、笑顔で過ごすことだ。わたしの知る高齢者の多くはチョコレートケーキがあればそれだけで顔が輝き、フォークを探し始める。わたしもそのひとりだ。

人工的にドーパミンを補充したら

さまざまな分野の科学者が、ドーパミンの減少とその影響について懸命な調査を進めているが、中にはドーパミンの生物学をパスして、診療所に直行する科学者もいる。彼らが知りたいのは、今すぐ患者に施せる方法があるかどうか、あるとしたらどんなものか、ということだ。ドーパミンの減少が行動の衰えと深く関わっているのなら、人工的にドーパミンを補充したらどうだろう、と彼らは問う。この考えには一理あることを、研究が示唆している。

『レナードの朝』とLドパ

この方法の最も驚かされる実践例の一つは、1973年に刊行された『レナードの朝』という本に記されている。それは著名な神経学者オリバー・サックスが書いた、実話に基づくフィクションで、数年後に映画化された。

その本に登場する患者たちを苦しめているのは、加齢ではなく、感染性脳炎の後遺症だ。その病気に罹った人の大半は、昼も夜も眠り続け、生きているとは名ばかりの状態になる。このような患者のひとり（映画ではロバート・デ・ニーロが演じた）に、合成ドーパミンを投与したところ、「若返りの泉」の水を注入したかのような効果が現れた。彼は突然、目を覚まし、微笑み、歩き、語り始めた。恋愛感情まで抱き始めた。眠り姫がドーパミン王子のキスで目を覚ましたのだ。

この合成ドーパミンは神経科学界における生化学の大いなる成果で、Lドパと呼ばれる（奇妙なことに、本物のドーパミンは脳内に飛び込むことを拒むので、このような治療には使えない）。Lドパは主にパーキンソン病への治療効果により、少なくとも二つのノーベル賞をもたらした。Lドパは、病気とは無関係の、加齢による一般的な認知の衰えにも効果があることがわかっている。

たとえば、加齢による報酬予測能力の衰えを、Lドパは防ぐことができる。複雑な認知プロセスを、シンプルな合成物質だけで文字どおり改善できるのだ。その効果は小さくない。実験環境で調べた場合、Lドパを服用した高齢者の成績は、Lドパを服用しない若者の成績と同等だ。

Lドパと楽観主義

Lドパは人生の明るい面を見ようとする傾向も強める。楽観主義バイアスと呼ばれる、高齢者にはお馴染みの傾向を強めるのだ。もっとも、それを実証した実験は、高齢者ではなく若い世代を対象として行われた。論文の著者はこう宣言した。「この研究は、健康な人々においても、楽観主義にドーパミンが影響することを示した。この結果は、コップにはまだ水が半分残っているという気持ちにさせる」

これはとりわけ高齢者にとってうれしいニュースだ。楽観主義は、死すべき運命から心を守るための単なる断熱材ではない。自分の老化について肯定的で楽観的な高齢者の方が、そうでない高齢者より長生きすることが、現在ではわかっているのだ。

楽観的な老化とはどういう意味だろう。25歳の若者が人の名前をすぐ忘れるからといって、それをアルツハイマー病の前兆と見なすことは滅多にない。しかし、あなたが老人で、物忘れが激しいと、アルツハイマーになったのではないかと心配するだろう。その心配がストレスになり、ふさぎ込むかもしれない。その他の老化の兆候、たとえば、聴力の低下や関節痛などが視野に入ってくると、ますます悲観的になるだろう。だが、「そちらへ行ってはいけない」とデータは語る。

そうした老化の兆候を冷静に受け止め、依然として楽観主義を貫く高齢者は、悲観的な高齢者より7・5年も長生きする。楽観主義が脳に及ぼす影響は、目で見てもわかる。彼らの海馬は、悲観的な人の海馬ほどには縮小しないのだ。これは重大な発見である。なぜなら海馬は記憶を含む幅広い認知機能に関与しているからだ。海馬の状態はドーパミン・レベルにも影響すると、わたしは考えている。つまり、楽観的な高齢者は、海馬が健康で、ドーパミン・レベルが高いので老化に関する自己実現的予言の罠を避けることができるのだ。

Lドパの効果は一時的

このことは重要な問いにつながる。それは、「薬で永続的に、楽観主義になれるか」という問いだ。ここでも『レナードの朝』にその答えがある。その映画は、Lドパの効果は一時的であることを語る。ロバート・デ・ニーロが演じた患者レナードは、最後には同じ病の仲間と同じく、元の状態に戻ってしまう。この映画は昏睡状態に戻りつつあるレナードが、恋した女性とダンスを踊るシーンで終わる。Lドパの効果は絶大だが、薬の常で、幻覚や精神異常といった重篤な副作用が伴い、加えて、嗜眠性脳炎に関しては、効果のある期間が限られる。

ポジティブ心理学の二つのエクササイズ

では、薬を使わずに楽観主義を維持する（そして、可能ならドーパミンを増やす）方法はあるだろうか。さらに長く持続し、さらに副作用のない方法はあるだろうか。ありがたいことに、答えはイエスだ。「そちらへ行ってはいけない」という言葉の、語られない部分にその答えはある。

感謝の訪問をしよう、そして「うまくいったこと」を書き出そう

アメリカの著名な女優で司会者のオプラ・ウィンフリーは、婉曲に言うと、楽しくない子ども時代を過ごした。有名になった後も不幸な生い立ちをよく覚えていて、それが彼女の出世物語に信憑性を持たせた。かつて彼女はこう語った。「富の恩恵には感謝していますが、富によって自分の本質が変わったわけではありません。わたしの足は今も地面を踏みしめています。ただ、以前よりいい靴を履いているだけです」

この謙虚な言葉を裏づけるかのように、彼女は10年間にわたって自分が経験した恩恵のすべてを記録し続けた。それが正しい選択だったという科学的な根拠がある。おそらく彼女はそれを知っていたのだろう。彼女が感謝を強調したことは、ポジティブ心理学と呼ばれる認知神経科学の教えと一致するのだ。ポジティブ心理学は、トラウマとうつ病の世界的権威で認知心理学の父と呼ばれるマーティン・セリグマンが創設した。

臨床心理士として感謝が患者にもたらす強い影響を見てきたセリグマンは、感謝を中心に据えたエクササイズを開発し、その効果を科学的に検証した。試すに足る有名な二つの3段階エクササイズをご紹介しよう。

感謝の訪問

1　自分が世話になった人をひとり選ぶ。

2　その人に感謝を伝える手紙を書く。相手のどのような行いに対して感謝の手紙を書きたくなったか、それが今の人生にどう影響しているかを説明しよう。

3　手紙を携えて、その人を訪ね、手紙を声に出して読み（中断されずに）、その後、話し合う。

この手紙には笑うことと同じくらい即効性があることにセリグマンは気づいた。「幸福度調査票」（そういうものがあるのだ）によると、訪問の1週間後、手紙を書いた人の幸福度は著しく高かった。その効果は1カ月後も残っていた。

「うまくいったこと」（あるいは、「三つの良いこと」）

1　今日起きた三つの良いことを思い出そう。

2　それを書き留めよう。小さなこと（夫がコーヒーを淹れてくれた）でも、大きなこと（甥が志望大学に合格した）でもいい。

3　その脇に、「なぜ」良いことが起きたかを書こう。コーヒーについてのコメントの横には「夫がわたしを愛しているから」と書くかもしれない。合格についてのコメントの隣には「甥が猛勉強したから」と書くかもしれない。

これを1週間にわたって毎晩、行う。

このエクササイズはきわめて強力だ。幸福度のスコアを上昇させるだけでなく、うつ病を治すこともできる。その効果が現れるまでに長くかかる（約1カ月）が、効果は長続きする。実験としてのエクササイズはほんの1週間だったが、その効果は6カ月後になっても測定できた。こうした感謝の行動が習慣になれば、長期的な恩恵がもたらされる。プロフェッショナル・サイコロジー・マサチューセッツ校のダーク・クメールは、その発見について語る。「感謝の訪問と三つの良いことのエクササイズは、（それを行わない被験者に比べて）うつ病の症状を軽減させるだけでなく、生涯にわたってネガティブな考えと闘い、幸福感を育むための道具になる」

ウェルビーイング理論のエクササイズ

これらのエクササイズは、人を本当に幸せにするものを解明する足がかりになる。セリグマンは「ウェルビーイング理論」と自ら名づけたものを科学的に体系化した。ウェルビーイングは、それぞれの頭文字からPERMAと略される五つの行動からなる。これらは実際の行動のレシピであり、ＴｏＤｏ（やるべきこと）リストだ。対象は、本物の幸せに関心を持つ全年齢の人だが、おそらく最も有益なのは、このところドーパミンシステムの調子が悪いと思う人だろう。ここで紹介するのは、ほんの要約である。セリグマンの著書『Flourish』を読むことをお勧めする。

P：ポジティブな感情（Positive emotion）

幸せになるには、ポジティブな感情を頻繁に経験する必要がある。あなたが心から楽しめるもののリストを作り、それらを生活の一部にしよう。

E：夢中になる（Engagement）

携帯のメールチェックを忘れるほど夢中になれる活動をしよう。趣味に没頭するのもいいし、良い映画、本、スポーツ、ダンスのクラスもその機会になる。

R：人間関係（Relationships）

良好な人間関係を保つ。本書の第１章も参照のこと。

M：意味（Meaning）

人生を意味深いものにする目標を掲げ、追求しよう。大半の人にとってそれは、自分の損得を超えたより大きな目標のために努力することを意味する。宗教の実践や慈善活動はその一例だ。

A：達成（Accomplishment）

目標を立てよう。望ましいのは、今はまったくできない何かの習得を目指すことだ。マラソンのためのトレーニングのように身体的な目標でもいいし、フランス語会話の学習のように、知的な目標でもいい。

これらの幸福に関する研究の発見の数々を、ウィンフリーの人生は体現している。彼女の生き方を紹介した理由はそこにある。現在70代になった彼女は、ただ上質の靴を履いているだけではなく、もっと多くのことをしている。

そして研究の結果は、あなたもそうすべきだと語る。

Brain Rules　2　感謝する習慣を身につけよう

まとめ

●幸福度を調べるテストの得点は、高齢者の方が若者より高い。

●ポジティビティ効果とは、年をとると好ましい事柄に注意を向けがちになることを意味する。また、高齢者は一般に、好ましくない出来事より好ましい出来事の方をよく覚えている。

●年をとり、自分の命に限りがあることを実感すると、何よりも人間関係を大切にするようになる。そうやって人間関係を優先すると、人はより幸せになれる。この現象は社会情動的選択性理論と呼ばれる。

●うつ病になるリスクは、健康な高齢者よりも、耳が遠いといった健康問題を多く抱える高齢者の方が高い。

●自分の老化に対して楽観的でいることは、脳に良い効果をもたらす。

2

脳の劣化を抑えるための具体的方法

Brain Rules — 3 —

マインドフルネスは脳を静めるだけでなく改善する

第3章

正しいマインドフルネス
――最強のストレス対処法

ぼくのことをいつも不機嫌だと言う人もいるが、
気にしちゃいない。
ぼくは子どもの目をつっつきながら
歩き回っているわけではないし、
少なくとも小さな子どもの目はつっついていないから。

――ディラン・モーラン（アイルランドのコメディアン）

心配は揺り椅子のようなものだ。
暇はつぶせるが、
あなたをどこかへ連れていってくれるわけではない。

――作者不詳

もし「世界で一番興味をそそる人」コンテストがあったら、わたしの祖父は優勝したことだろう。祖父は船にただ乗りして、北アメリカへ渡った。貴族階級のスペイン語を話したが、無一文だった。それでも心は豊かで、ユーモアにあふれ、雲一つない高原のように明るかった。それに、どんな言語もすぐマスターする才能に恵まれていた（わたしは8歳でその才能を失った）。おかげで祖父は、食品産業の世界に居場所を得て、やがてはデトロイト・カントリークラブの副料理長を務めるまでになった。その後、ベーカリーのチェーン店を次々に開き、家族を養い、101歳でこの世を去った。

最後に妻とわたしに会った時、100歳でまだ自宅で暮らしていた祖父は、みごとな料理の腕前を披露した。古いエプロンをまとい、口笛を吹きながら、アップルパイを6個作ったのだ——そう、いっぺんに6個も！　わたしにとって祖父は世界で一番興味をそそる人だったが、それだけでなく、たぶん一番幸せな人でもあっただろう。

高齢者は若者よりストレスが少ない？

そこにわたしは最も興味をそそられる。一般に、高齢者は人生やそれに付随する変化に悩み、健康や記憶力や人間関係が失われることを心配し、若い頃より強いストレスを感じると考えられている。

しかし、研究者らはそれとはまったく逆のこと、すなわち高齢者は若者よりストレスが少ないことを発見した。2016年に行われた調査では、若い成人（18～34歳）の38パーセントは、自分は前年より強いストレスを感じる、と報告した。その数値は、1945～1960年生まれのベビーブーム世代では25パーセントに下がった。

そしてグレイテスト・ジェネレーション（ベビーブーム世代の親世代）では18パーセントにまで下がり、どのグループより低い数値になった。しかも彼らはストレスが少ないだけではない。前章で見てきたように高齢者は、自分は幸福だと述べているのだ。彼らは人生により大きな満足感を抱き、「超高齢者」を別にすれば、うつ病や不安を感じる割合が低い。

なぜだろう？　年をとるとストレスホルモンは、大恐慌時代の株価のように調節がきかなくなる。そしてストレスは、老いていく脳をさらにさびつかせると考えられている。しかし、高齢者はそれを感じていないように見える。この矛盾を理解するには、ストレス反応にまつわる生化学を探究しなければならない。その生化学には、海馬や嗅内皮質といった奇妙な名前がついた脳領域、副腎などの腹部の器官、それに、サーモスタットが関わっている。

実のところ、これからの話の中心になるのはサーモスタットだ。

海馬の仕事——コルチゾールを止める

ストレス反応にはある役割がある。それは、セックスできる年齢に達するまであなたを生かしておくことだ。この長期的な進化上の目的を果たすために、あなたの体はさまざまなホルモン、細胞、ニューロンを使って、複雑に連動する生化学的フィードバックシステムを築いている。

ストレスで大量のホルモンが放出される

人間のストレス反応は複雑だが、一つ、シンプルなルールがある。それは、ストレスを受けると大量のホルモンが血中に放出されることだ。そのファースト・レスポンダー〔最初に放出されるホルモン〕はエピネフリンとノルエピネフリンだ（英国ではアドレナリン、ノルアドレナリンと呼ぶ）。この二つのホルモンは、あなたの心血管の生理機能を刺激して、心拍を速め、血圧を高め、筋肉に酸素を多く送り込む。そのおかげであなたはハイイログマの母親から逃げ出す準備を整えることができる。

この反応には多くのエネルギーを要するため、あなたの体はもう一つのファースト・レスポンダーであるコルチゾール（代表的なステロイドホルモン）を呼び出し、その反応を手伝わせる。

コルチゾールは腎臓の上にあるピラミッドのような形をした内分泌器官、副腎から分泌される。これらのホルモンレベルの上昇は、「闘争か逃走か」反応が起きているしるしだが、率直に言って、あなたの場合その大方は「逃走」反応だ。わたしたちは、子ハイエナが相手でも勝てないほど脆弱なので、進化の途上ではひたすら逃げ続けてきた。図体は大きいものの、更新世で一番の臆病者なのだ。

コルチゾールは脳の重要な領域に照準を合わせている。それは海馬だ。タツノオトシゴの形をしたこの領域は、学習に関与していることで知られる。たとえばクマは危険だというような記憶情報を管理するのも海馬だ。

年をとると、コルチゾールを止められなくなる

しかし、母グマがあなたではなくベリーを食べることにして、のそのそと去っていったら、海馬はさっさとストレス反応を打ち切って、エネルギーを浪費しないようにする。中でも重要な仕事は、エネルギーを大量に消費するコルチゾールの分泌を止めることだ。

これは古典的な負のフィードバック・ループであり、シナモンブレッドのレーズンのように海馬に点在するコルチゾール受容体が、それを仲介する。ストレスを受けてコルチゾールが血中に放出されると、その一部が海馬へと突進し、鍵穴に入る鍵のようにコルチゾール受容体と結びつく。すると海馬は警戒態勢をとり、さまざまな反応の準備を整える。

脅威が去った時にコルチゾールの栓を閉めて、副腎の活動を止めることもその反応の一つだ。コルチゾールは、ホテルに泊まっているわがままなロックスターのように、滞在が長引くにつれて部屋を破壊し始める。破壊されるものには脳も含まれる。そういうわけで、コルチゾールが海馬の受容体と結びつくと、海馬はさっそく無愛想にこう尋ねる。「それで、きみはいつ、出ていってくれるのかな?」

海馬がこの仕事をしくじると、必要性がなくなった後も、コルチゾールレベルは異常に高いままとなる。残念ながら老齢期にはこれが起きる。海馬はコルチゾールを止める能力を失うのだ。

このことにはさまざまな結果が伴うが、ここでサーモスタットに関する知識が役に立つ。

ストレスシステム不全の三つの特徴

わたしはシアトルに住んでいる。シアトルでは夏の盛りの8月でも、湿気のある涼しい日が多い。ヒューストンは正反対で、そこには何人か親戚が暮らしているが、特に8月にはじめじめした猛暑が続く。

したがって、わたしが、夏にヒューストンで講演をした折に、ホテルの部屋のサーモスタットが壊れているのに気づいてどれほど苛立ったかは、あなたにも想像がつくだろう。もっとも、壊れていたのはサーモスタットではなく、センサーの方だった。センサーは、北極の大気が部屋に居座っているとでも思ったのか、部屋を暖め続けた。おかげで部屋は焼きたてのベイクド・ポテトのような熱気に包まれた。

現代社会の長期ストレスは危険

ご存じのように、サーモスタットの本来の役目は室温を一定に保つことだ。望ましい温度をセットすれば、センサーがその魔力を発揮する。暑ければエアコンを作動させ、寒ければヒーターにその仕事を引き継がせる。このフィードバックシステムには通常、小さな金属片と水銀が関わっているが、わたしの部屋の場合は修理工も関わった。ホテルはただちにサーモスタットを修理する技術者を呼び、おかげで部屋には北極の涼しさが戻ってきた。その後、わたしの滞在中ずっと、サーモスタットは行儀良くふるまった。

金属片と水銀は関与しないものの、あなたのストレス系は、このフィードバックによく似た働きをする。サーモスタットの設定温度ほどには固定していないが、セットポイント（設定点）もある。コルチゾールレベルは通常、朝起きた時に一番高く（捕食者に囲まれた朝食を予測してだろうか？）その後、何事もなければ、1日を通じて、下がっていく。その減り具合は、さやかではない。穏やかな日には、夕方までに85パーセントも減るのだ。

このシステムは、特定のストレスだけを扱うようにできている。それは、短期的ストレスだ。

進化の観点からいえば、それは理にかなっている。進化の過程で人類が経験したストレスは、おおむね短期的なストレスだった。ハイイログマがあなたを食べるか、あなたが逃げるか、いずれにしても数分で決着はつく。それに対する反応は巧みに調整されているものの、うまく働くのはごく短い間だけなのだ。

しかし、現代社会では、たとえば不幸な結婚や、割に合わない仕事など、ストレスに満ちた状況が、悪くすると数年も続く。生理学的に見れば、それはハイイログマと同居しているようなものだ。ストレスが脳にダメージを与えることについては先に述べたとおりだ。実際、強いストレスに長期間さらされることは、うつ病や不安障害につながる。脳の複雑なシステムが実際に壊れるのだ。

これは逆U字型のグラフで表すことができる。縦軸はストレス反応の効果で、横軸はストレスを感じる時間の長さだ。ストレス反応は最初のうちは、体と精神の機能を高め、その効果を示すグラフは上昇する。しかし、ストレス要因が長く居座るにつれて、その効果は減り、グラフは下降し始める。つまりストレス反応は、短期間のストレスには対処できても、時間が長引くにつれて、調節がきかなくなるのだ。

ストレスシステムが老化すると起きること

ストレスが長く居座るのには、別の理由もある。それは、あなたが長生きしすぎることだ。

ストレスシステムは、30年以上働き続けるようにはできていない。ストレス調節不全は、標準的な老化プロセスの一部で、測定も可能だ。それには三つの特徴がある。

一つ目は、リズムに関連する特徴だ。40歳あたりから、コルチゾールの基準値が上昇し始める。朝高く、夕方には低い、という快いリズムを刻むのをやめ、その分泌量は緩やかに増え始める。そのせいで、あなたの体はストレスホルモンの増加がもたらすダメージを受けるようになる。そのダメージについては、後で述べよう。

二つ目の特徴は、脅威に対して迅速にも積極的にも反応できなくなることだ。エピネフリンとノルエピネフリンに対する心血管システムの反応を例にとってみよう。ホルモンは「総力をあげて戦え！」と警報を発するが、年をとると心拍から血圧にいたるまで、あらゆる反応が鈍くなる。若い頃と同じくらい多くのホルモンが分泌されるが、体はかつてのようには反応できない。さらに悪いことに、警報が鳴ってあなたの体がそれに反応しようとしても、システムがエンジンの回転数を上げるのに時間がかかるようになる。

三つ目の特徴は、ストレスが去っても、システムがすぐには落ち着かないことだ。年をとると、脅威が去っても、ストレスホルモンは基準値に戻りにくくなる。まるで年老いた体がこう言っているかのようだ。「せっかく頑張ってストレス反応を高めたのだから、すぐに元に戻すのはいやだ！」

これらの特徴から、高齢者のストレス反応は、例のホテルの壊れたエアコンと同じように、サーモスタットに問題があると考えられる。その理由を説明するために、わたしの家族のお気に入りの映画、『ア・クリスマス・ストーリー』［1930年代の平凡な家庭のクリスマス前の日常を描いた映画。日本未公開］の一場面をご紹介しよう。その場面も、気温制御システムの故障から始まる。

コルチゾールが脳に与えるダメージ

そのエピソードは一家の主であるパーカー氏が「そうか、暖炉だ！」と叫ぶところから始まる。黒い煙が地下室から居間に漂ってくる。「いまいましい！　ポンコツ暖炉め！　こんちくしょう！」。パーカー氏は、反抗的な暖房装置と戦うために、階段をずんずん下りていく。「神さま、ダンパーを開けておいてくれませんかね」。冥界からの叫びのような彼の声が響く。「いったい何でまた閉まりやがったんだ、この野郎！」

厄介なパターン

たぶんあなたもご存じだろうが、ダンパーとは、煙突の中にある蓋だ。暖炉を焚いている時には、ダンパーを開いて煙を外へ逃がし、暖炉に火がない時には、ダンパーを閉めて冷たい外気が流れ込まないようにする。また、ダンパーの開き具合で、暖炉に届く酸素の量を調節することができる。実に原始的なサーモスタットだ。映画の中ではそれが壊れたせいで、パーカー氏はありとあらゆる罵詈雑言を並べることになる。

やがて彼はダンパーの修理を終えるが、それまでに家族が聞かされた罵り言葉は、快適な暖かさを得るための代償だった。幼い息子によるナレーションは陽気に語る。「その戦いのあいだずっと、父は下品なタペストリを織り続けた。それは今もミシガン湖の上空にかかっている」。このおもしろいエピソードは理解の助けになる。この暖炉の故障を例として、高齢者の行動の背後にあるストレスと、人間のサーモスタットの故障が、加齢とともに起きる変化にどう関わっているかを語っていこう。最初は悪い知らせからだが、後でいくつか良い知らせもお伝えしよう。

悪い知らせとは、コルチゾールのようなストレスホルモンが血中にとどまると、家に黒煙が流れ込むような状態になることだ。あらゆるものがダメージを受ける。多くの研究により、一つの厄介なパターンが明かされた。それは、年齢を問わず過剰なコルチゾールがもたらす病気は、大半の高齢者が罹る病気と同じであることだ。これらには糖尿病、骨粗しょう症、高血圧を含むさまざまな心血管疾患が含まれる。コルチゾールレベルは年をとると自然に上昇するため、多くの研究者はそれらの疾患とコルチゾールレベルの上昇には直接的なつながりがあると考えている。わたしもそう考えるひとりだ。

長引くストレスは海馬を破壊する

また、コルチゾールは脳の特定の領域に損傷を与える。その主な標的の一つは、記憶をつかさどる海馬だ。海馬はわたしたちが生きていくうえできわめて重要な役割を果たしているので、よけいに始末がわるい。進化の過程を振り返れば、ストレスと記憶をつなげることは、わたしたちの種にとって必要不可欠なことだった。ストレス要因を記憶する能力は、それを避けることを思い出す能力でもあるからだ。海馬は生きていくために必要な教訓を学び、それをあなたに引き渡す。覚えているだろうか？　ストレス反応の逆U字型のグラフが上がっていく部分だ。

しかしどんな状況であれ、ストレスが長引くと、海馬は自らの破滅を予感し始める。このシステムが想定しているのが短期間のストレスに限られることを思い出してほしい。血中にコルチゾールがあふれる状態が長く続くと、コルチゾールは海馬を削りとり、萎縮させる。過剰なストレスがニューロンを殺し、文字どおり脳のダメージを引き起こすのだ。まだ死んでいないニューロンも他のニューロンとつながる能力を失う。また、外からの信号に反応できなくなるものもあり、その最も憂慮すべき結果は先に述べたとおり、危険が去った後にコルチゾールの生成を止める能力を海馬が失うことだ。過剰なコルチゾールにさらされ続けた結果、そのサーモスタットは反応しにくくなるのである。

そして、最終的にどうなるか。さらなるコルチゾールにさらされ、ダメージはさらに広がり、そのせいでコルチゾールがさらに増え、と悪循環が続く。年をとると脳は、『ア・クリスマス・

ストーリー』の壊れた暖炉のようになる。これが、逆Ｕ字型曲線の下り坂だ。

　これはどのような形で表面化するだろう？　あなたは以前より怒りっぽくなったと感じるかもしれない。物事への興味がなくなったり、物忘れがひどくなったりするかもしれない。あるいは、鈍感になるかもしれない。だが、実のところストレスのせいで脳がダメージを受けているかどうかがわかる指標は存在しない。それに、もしかするとあなたは、研究者がまだ特定できていない脳を回復させる遺伝子を持っているかもしれないし、あなたの脳がそのダメージに気づいて、埋め合わせをしようとするかもしれない。脳のダメージを行動から推察するのはきわめて難しいのである。

もう一つの攻撃目標——前頭前皮質（ＰＦＣ）

　コルチゾールのもう一つの攻撃目標は、前頭前皮質（ＰＦＣ）だ。ＰＦＣは、計画立案やワーキングメモリ、それに、人格の発達に関与する、重要な脳領域である。長引くストレスはＰＦＣに存在する錐体細胞と呼ばれる特殊なニューロンの樹状突起と棘（スパイン）を破壊し、そのつながりをめちゃくちゃにする。言うなれば、虐殺するのだ。いくつかの実験から、過剰なコルチゾールにさらされるとＰＦＣに入るシナプスのつながりの40パーセントが失われることが明らかになった。これはワーキングメモリの喪失と、人格の維持を含む「高次の機能」へのダメージをもたらす。悪い知らせは実際、非常に悪い知らせなのだ。

しかも、それで終わるわけではない。原始的な感情を統制する扁桃体は、鎖につながれた獣にたとえられ、通常はPFCにしっかり監督されている。しかし、ストレスのせいでPFCが力を失うと、脳は「闘争か逃走か」状態に移行し、感情は無軌道になる。それは扁桃体とその関連領域が、PFCや海馬ほどにはダメージを受けないからだ。それどころか、ストレスが長引くに従って、扁桃体は大きくなり、その内部構造は複雑になっていく。

扁桃体は、社会とのつながりが複雑になるにつれて大きくなることがわかっているが、ストレスによっても大きくなる。もっとも、ストレスのせいで扁桃体が大きくなるのが、良いことなのか悪いことなのか、また、それがどのような行動の変化につながるのかは、よくわかっていない。

さて、そろそろ良い知らせの方へ向かうとしよう。

なぜ高齢者はストレスを感じにくいのか

本章の冒頭で述べたように、高齢者は、若い人ほどにはストレスを感じない。それはなぜだろう？　いくつか仮説がある。

不安を煽るような写真を見せられても、高齢者の扁桃体は、若い人のものほど強く反応しない。高齢者がネガティブな情報にあまり注意を払わず、またそれらの詳細をあまり覚えていないのは、そのせいかもしれない。また、高齢者は、ストレスホルモンがたっぷり出ている時でもストレス反応が鈍いのは、扁桃体が若い頃とは違ってきたせいかもしれない。それが、前章で探究した幸福感の上昇をもたらしている可能性がある。

一方で、脳が適応力を発揮しているとも考えられる。つまり、脳が加齢によるストレスホルモンシステムの変化を察知し、それを補償せよと命令しているのだ。パーカー氏が、罵りはさておき、暖炉を修理したことを思い出そう。映画の残りの時間、暖炉はしっかり動いていた。

また、高齢者が自分の年齢をどう感じているかによって、脳年齢が変わることもわかっている。「年齢アイデンティティ」という概念について考えてみよう。それは、自分が実際に何歳かではなく、何歳だと思えるかという自覚のことだ。自分は実年齢より若いと思っている人は、年寄りだと思っている人より認知テストの成績が良い。そのマジックナンバーは、「12」である。あなたが実年齢より12歳以上若いと思っていれば、認知テストの成績はかなり向上する。

81歳になっても執筆を続けた作家ガブリエル・ガルシア・マルケスの次の言葉は、今では数多くの神経科学に裏づけられている。「年齢とは、あなたが何歳かではなく、何歳だと感じているかだ」

研究者は、ストレス反応の老化に関して、さらに良い知らせを発見した。コルチゾールは海馬を侵蝕すると先に述べたが、そのダメージは永続的ではなく、海馬は前駆細胞プールから新しいニューロンを生成できることがわかったのだ。このプロセスは「神経発生」と呼ばれ、文字どおり、新たな神経細胞（ニューロン）が形成される。新たなニューロンが生まれると、記憶力は改善する。

どうすればこのプロセスを促進できるかについては、第7章で述べよう。コルチゾールが海馬を傷つけても、脳はその攻撃を食い止めることができる。つまり脳は、何歳になっても戦う準備を整えることができるのだ。

ストレス反応には男女差がある

ストレスに関してもう一つ、考慮すべき重要なことがある。それを説明するために、カナダとアメリカのコンソーシアムによる研究を見ていこう。

この研究者らは哺乳類のストレス反応、特にラットとマウスの、憂うつと痛みに対する反応を研究していた。この種の実験をする人は皆よく知っていることだが、ストレス反応のデータはバラエティに富んでいて、はっきりしたパターンが見つかることはほとんどない。たとえ、考えうるすべての要因を管理（コントロール）したとしても、である。実に腹立たしいことだ。

しかし、この研究者らは、その理由の一つを発見したらしい。それは歓迎すべきものであると同時に厄介なものでもあった。

研究では通常、実験者の性別までは考慮しない。しかしこのコンソーシアムのだれかが、それを管理することを思いつき、重大で悩ましい発見をするに至った。雌雄どちらのラットも、部屋にいる研究者の性別を感知していたのだ。

信じがたいかもしれないが、ラットのストレス反応は、実験者が男か女かによって変わった。率直に言って、ラットたちは男を信用していないようだった。実験者が男性の場合、ラットのストレス反応は高くなった（基準値をおよそ40パーセント上回った）。しかし、女性だった場合は、ストレス反応は下がった（そう、基準値を下回ったのだ）。後にこれらのラットは脇汗の匂いで男女を識別していたことがわかった。それは男女で化学成分が異なるのだ。

これらの結果は驚きと称賛と関心をもって迎えられた。行動研究では通常、性差は考慮しない。しかし、この実験結果は、動物を扱う人間の性差まで考慮すべきだということを、はっきりと示している。となれば、お察しのとおり、行動研究の分野はストレスに関する発見の多くを再調査しなければならない。高齢者のストレス反応に男女差はあるだろうか、とあなたは疑問に思うことだろう。この領域の研究には新たな資金が投入されているが、今のところ、答えは「イエス」だ。以下の三つの発見は、紹介する価値がある。

男女差に関する三つの発見

第1の発見は、海馬の大きさの変化に関するものだ。海馬は加齢とともに萎縮すると考えられていた。しかし、性別を考慮すると、異なる絵が浮かび上がってくる。加齢とともに萎縮するのは、主に男性の海馬なのだ。女性の海馬も少々萎縮するが、加齢との相関は、男性の方が4倍も強い。この差が行動の違いに現れるかどうかはわからない。しかし、社会はこの種の研究により多く出資すべきだという理由の一つにはなるだろう。

第2の発見は、外部のストレスへの反応に関するものだ。高齢者の幸福感と認知機能への影響に関して、コルチゾールレベルの上昇は、男性より女性に、より悪い影響を及ぼすことがわかった。研究者は、研究室という管理された環境で、被験者をストレスを伴う「課題」に挑戦させて、これを観察した。その課題とは、たとえば不快なニュース映像を見るといった心理的なものや、ストレスを誘発する薬品を摂取するといった生化学的なものだ。

これらの課題には高齢の男性も反応したが、反応は女性の方が3倍強かった。それはホルモンのエストロゲンの減少と関係があるかもしれない。コルチゾールを用いるストレスシステム(HPA軸、視床下部―下垂体―副腎系の略)の反応は、閉経前の女性より閉経後の女性(エストロゲンが激減する)の方がはるかに強かったからだ。

第3の発見は、老人性認知症の蔓延に関するものだ。認知症はバイキングのような非情さで年老いた脳を襲うが、特に女性の脳を好むようだ。アルツハイマーはその典型と言える。アルツハイマー病協会によると、アメリカのアルツハイマー病患者の3分の2は女性だ。71歳以上の女性の約16パーセントが罹患するのに対し、同じ年齢層の男性では、罹患率は11パーセントだ。

なぜ認知症はそのように性差別的なのだろう？　かつては単に女性が男性より長生きするからだと考えられていた。それは筋の通った話で、アルツハイマーを含むあらゆる認知症において、年齢は最も強力な予測因子のように思える。

しかし今では、女性の長生きのせいにしなくなった。その違いは性差によるもので、遺伝子レベルでの違いさえあるらしい。ここでもやはり犯人はエストロゲンのようだ。エストロゲンは、アルツハイマーを活性化させる生化学物質に対して強力な防御壁を作ると考えられている。エストロゲンが激減すると、その防御壁が崩れる。これらの問題については、第6章でさらに詳しく見ていこう。

さて再び明るい話題に戻ろう。ストレスに対処するきわめて効果的な方法があり、幸いそれは、男性にも女性にも等しく作用するらしい。

正しいマインドフルネスを選ぼう

眼鏡をかけたジョン・カバット・ジンは、国際的な活動の創始者にして民衆扇動家だが、とてもそのようには見えない。外見は会計士のようで、声は優しく、体はほっそりしている。穏やかにゆっくり話し、少しニューヨーク訛りがある。だが彼は民衆扇動家なのだ。大学では反戦運動に参加し、マサチューセッツ工科大学（ＭＩＴ）が軍事研究基金から寄付を受けたことに反対する運動も率いた。もっとも彼は、MITの世界的に有名な微生物学者サルバドール・ルリアのもとで分子生物学の博士号を取得している。

ジョン・カバット・ジンによる教え

カバット・ジンはＭＩＴにいた頃に、仏教とヨガを学び始めた。おそらく、科学を研究するうちに、研究から診療に至るまで、現代医学には人間の経験に関する重要なものが欠けている、と思うようになったのだろう。彼は瞑想の訓練を自らの専門知識と結びつけて、「マインドフルネス・ストレス低減法」と呼ばれる技法を発展させた。現在彼はマサチューセッツ大学医学部の名誉教授だ。彼の考えが心身医学の領域に革命を起こし、確かな科学的基盤を作ったと言っても過言ではない。

現在、マインドフルネス・ストレス低減法は、最も強力な対ストレス療法の一つであり、高齢者にとっても有効であることがわかっている。そういうわけでわたしはそれを最高のストレス低減法としてお勧めしたい。さらにわたしはマインドフルネスを毎日実践することを奨励するが、マインドフルネスのタイプの選択には注意が必要だ。

警告のように聞こえるだろうか。まさにそのとおりだ。近年、マインドフルネスはポップカルチャーの旗手となり、『タイム』の表紙さえ飾るほどだが、内容が薄められたり、誤って描写されたりすることも増えた（アマゾンで「マインドフルネス」を検索すると、１０００件以上のタイトルが浮上し、イヌのマインドフルネスまで出てくる始末だ！）。

しかし、専門家の査読を経た発見だけを選べば、間違いはないだろう。本書ではいくつかの基本用語を定義し、カバット・ジンの言葉をそのまま紹介する。さらに読者の皆さんには、本書のウェブサイトに掲載した参考文献を読むことをお勧めする。そこにはいくつかのハウツー本も、厳格なチェックをしたうえで掲載した。もし、あなたがマインドフルネス・ストレス低減法を実践したいのであれば（わたしはそれを強く勧めるが）、堅牢な根拠のある実践法について読むことから始めよう。

今この時を意識し、受容しよう

概要をご説明しよう。

マインドフルネスは、簡単に言えば、穏やかに、何も評価せず、過去や未来ではなく今この時に意識を集中させる瞑想法だ。カバット・ジンはそれをこのように表現している。「マインドフルネスとは、今この瞬間の経験に意図的に意識を向け、評価をせず、ただ観ることを意味する」

その実践には、二つの大きな要素が含まれる。一つは、今この時を意識することだ。マインドフルネスは今この瞬間に起きていることだけに意識を集中させることを求める。

まず身体的領域から始めよう。意識を呼吸に集中させるのは、最初の訓練としてよく行われている。体の一部に意識を集中させるのも方法の一つで、たとえば左足の感覚に意識を集中させたりする。レーズンを口の中に入れてそれを感じるというのも、よく行われる。瞑想法の中には雑念を振り払うことを求めるものもあるが、マインドフルネスはその逆で、心を満たし、意識を集中させることを求める。

二つ目の構成要素は受容だ。マインドフルネスは、今この瞬間の経験を、評価することなく、ありのままに観察することを求める。マインドフルネスは、今この瞬間の経験を、評価することなく、ありのままに観察することを求める。マインドフルネスは、自分の人生と争うことなく、ただそれを観察するのだ。ある種の思考や感情や感覚を変えたり消したりする必要はない。今この瞬間、それらはただそこにある。研究で使われるマインドフルネスはすべて、今を意識し、受け入れるという、二つの要素を軸とする。本書でもそれに倣おう。

マインドフルネス瞑想はシンプルだが容易ではなく、初心者は注意散漫になりがちだ。たとえばこんな具合だ、インストラクターは呼吸法を教えた後に、額に意識を集中するよう指示する。すると初心者は……

わかった、額に集中するのね。——額に集中。そう、額はここ。待って。今朝、ゴミ出すのを忘れちゃった。なんで夫はゴミを出してくれないんだろう？　これじゃまるで……、そうじゃなくて、額に集中、集中。息を吸って。わたしは額に集中している。あらいやだ、おなかが鳴ってる。だれかに聞こえたかしら？　恥ずかしい！　ああ、おなかすいた。昨日のサーモン、おいしかったけど、バターソースをかけすぎたわ。どうしてわたしはいつもこうなの？　オッケイ、評価しちゃいけない。さあ、もう一度、額に集中。息を吐いて。静かに。うれしい、額の頭痛がなくなった。ついでに上司もいなくなってくれたらいいのに。それが頭痛の原因かな？　彼女はすごく可愛くて——あーあ、額はどこへ行ったのよ？　自分を責めちゃだめ。もう一度……

こう書いているうちに、わたしはあるポスターを思い出した。穏やかな表情で瞑想している女性のポスターで、こう書かれている。「さあ行こう、内なる平和へ。つまらない日々にさようなら！」

言うまでもなく、わたしたちは日々の忙しさに追われ、マインドフルネスの状態にはなりにくい。それでも、そうなるよう努力すれば、脳にとって良いことがいくつも起きる。それらは、感情の調整（特にストレスをうまく処理する能力）と認知力（特に注意力）に大別できる。

マインドフルネスで脳の配線まで変わる

おおまかに言って、マインドフルネスはあなたを落ち着かせる。それはあらゆる行動に影響する。たとえば、マインドフルネス瞑想を行う高齢者は、行わない高齢者より良く眠れるが、それはおそらくコルチゾールレベルが下がったからだろう。また、前者はうつ病や不安症にもなりにくい。彼らは、マインドフルネスを行うようになってから、以前ほどネガティブなことを考えなくなったと明かす。孤独感が減り、日常で経験する幸福感の量と質が劇的に変わった、と語る人もいる。

相関が直接、測定されたわけではないが、マインドフルネスが寿命を延ばすと考える研究者もいる。これはあいまいな主張ではなく、彼らはその根拠として、免疫系と心血管系への効果を調べた研究を挙げる。マインドフルネス瞑想を行う高齢者は、感染症にかかりにくい。また、行わない高齢者に比べて、心血管系疾患マーカーが正常範囲に収まる可能性が86パーセントも高い。免疫機能不全、心疾患、高血圧（それにうつ病）が早死につながることを思えば、これらの科学者の主張には一理も二理もあるのだろう。

認知力にもプラス

マインドフルネスは認知力にもプラスの影響を与える。その効果が最も顕著なのは、注意力だ。ある総説論文にはこう書かれている。「最も有力な発見は、マインドフルネス瞑想の後、注意力が大幅に高まったことだ。刺激の過剰選択性が減り、持続的注意が増し、注意の瞬きがかなり減った。瞑想によって認知と実行機能全般が改善することを示唆する証拠もある」

それらのデータはかなり楽観的なので、その発見の一つをもっと詳しく見ていこう。「注意の瞬き」とは、脳がタスクを切り替える時に経験する注意の遅れのことだ。タスクを切り替えるには500ミリ秒ほどかかる。目の瞬きとほぼ同じ間隔だ。年をとるにつれて、タスクの切り替えにかかる時間は長くなる。しかし、脳にマインドフルネスのトレーニングをさせると、その遅延を防ぐことができる。マインドフルネスを行うと、行わなかった同年齢の人と比べて、注意の瞬きの成績が約30パーセント向上する。マインドフルネスをしない20代の人とほぼ同じレベルだ。

これはかなりの効果だ。マインドフルネスは、注意を切り替える能力を向上させ、脳がより効率的に働くようにしている。後で見ていくように、脳が老化すると、感覚情報を効率的に分類する能力が落ちる。だからこそ、マインドフルネスが大いに役立つ。

マインドフルネスによって向上する認知機能は、注意力だけではない。視空間処理、ワーキングメモリ、認知の柔軟性、発話の流暢さにも、良い効果がある。わたしがこれほど強くマインドフルネスを勧めるのにはわけがある。その主軸となる今この時に意識を集中させることと、それをありのまま受け入れることは、あなたの行動を配線し直し、あなたの脳の配線さえもつなぎ替えるのだ。そのメカニズムを理解するために、NBAの伝説的監督フィル・ジャクソンの人生を振り返ろう。

なぜストレスが減り、注意力が向上するのか

ＮＢＡ監督としてシカゴ・ブルズを６回、ロサンゼルス・レイカーズを３回、リーグ優勝に導いたフィル・ジャクソンは、アメリカで最も有名なマインドフルネスの実践者かもしれない。彼は著書『シカゴ・ブルズ　勝利への意識革命』において、カバット・ジンの言葉をそのまま引用したかのような言い回しで、マインドフルネスを推奨している。「人生と同じく、バスケットボールにおいても、真の喜びが得られるのは、物事がうまく進んだ時ではなく、今この時に完全に存在できた時だ」

その本には、もっと謎めいた、瞑想的な一節も見られる。「人生はバスケットボールだけではないが、バスケットボールもバスケットボールだけではない」。かと思えば、バスケット用語を使ってざっくばらんなアドバイスもする。「もしレーンで仏に会ったら、彼にパスを送ろう」

ジャクソンは引退しては呼び戻され、それを数回繰り返した。２０１４年、68歳のジャクソンは、５年６０００万ドルの契約でニューヨーク・ニックス球団の社長になった。２０１７年に彼はその地位から退いたが、今でもＮＢＡ史上最高の監督のひとりと見なされている。ジャクソンは、自分が成功できたのは、あらゆるアスリートに必要とされるある要素を重視したからだと言う。それは、精神面の強さだ。

扁桃体がむやみに騒がなくなる

研究者は同意することだろう。現在、多くの研究所が、マインドフルネスの背後にある神経学的メカニズムの解明に取り組んでいる。対象はアスリートに限らない。実のところ、なぜマインドフルネスをすればストレスが減り、注意力が向上するのだろう。

あなたはストレスホルモンのコルチゾールを調べればいいと思うかもしれない。それはいい考えだ。コルチゾールレベルの低下は、明らかにストレスの低減を示唆する。

しかし、それがすべてではない。研究者らがコルチゾールに関するデータを見直した結果はまちまちだった。そのため彼らは他に目を向け、マインドフルネスによるストレス低減は扁桃体の機能を変化させる、という仮説を立てている。これもまたいい考えだ。

扁桃体のことを覚えているだろうか？　指の爪より小さい脳領域だが、感情を生み出す強力な発電所だ。ホラー映画のように不快な刺激を見せられた時、マインドフルネスを行う人々の扁桃体は、行わない人々の扁桃体ほどには活性化しない。また、マインドフルネスの達人たちは、安静時の扁桃体の反応の基準値も低い。これらのことが示唆するのは、マインドフルネスを定期的に実践すると、扁桃体がむやみに騒がなくなり、心の平穏がもたらされるということだ。

マインドフルネスの行動面への効果は明らかだが、その背後にある分子機構の解明はようやく始まったところだ。コルチゾールの調整と扁桃体の変化がストレス低減と具体的にどうつながっているかについて、現在、盛んな研究が行われている。

賢い動物だけが持つ特別なニューロン

注目されているのは、感情だけではない。注意力も注目されている。マインドフルネスはどうやって人間の注意力や集中力を高めているのだろう？　この疑問に関しては、ＡＣＣというスポーツ連盟のような名前の脳領域に関する研究が、成果をあげている。ＡＣＣとは前帯状皮質のことで、額（ひたい）の数センチ後ろ、眼球の真上に位置し、脳領域としては中くらいの大きさになる。ＡＣＣは注意状態の維持から、実行制御（複雑な思考や行動の制御）にいたるまで、多くの機能を持つ。また、エラー検出や問題解決にも関わっている。その二つのタスクには、「フォン・エコノモ・ニューロン」という、脳の中でも最高にかっこいい名前の神経束を利用する（もっとも、現在では「紡錘（ぼうすい）細胞」という平凡な名前で呼ばれるようになった）。その特殊な細胞を持つのは賢い動物だけだ。ゾウ、類人猿、ある種のクジラ、そしてあなたやわたし。

マインドフルネスはフォン・エコノモ・ニューロンを含む賢い領域を常に活性化することによって、注意状態に影響を及ぼす。マインドフルネスを実践する人々のその領域は、実践しない人々のものより活性化しており、休息している時でさえ、活性度が高い。この活性化は、脳の構造に影響する可能性がある。マインドフルな高齢者の脳では、これらの領域のニューロンを取り巻くミエリンの量が多い。

第1章で、白質のミエリンは素晴らしい絶縁体だと述べたことを覚えているだろうか。ミエリンに包まれたニューロンは、電気信号を効率的に送ることができる。マインドフルネスはミエリンを増やしてACCの「オンのスイッチ」の部分を強化することで、脳に良い影響を与えている可能性がある。

ACCは扁桃体やコルチゾール濃度とどのように協働しているのだろう。いくつかの研究が、マインドフルネスの背後にある回路図を描き出そうとしてきた。それらの試みの大半が示唆するのは、回路図を手に入れるにはまだ長い年月がかかる、ということだ。これはいろいろな意味でエキサイティングだ。

幸運にもまだ征服すべき未開拓地があり、今後数十年にわたって、わたしのような研究者には仕事があり、引退年齢をすぎても働くことができるからだ。フィル・ジャクソンのように。もっとも、6000万ドルもの報酬はないけれど。

明るい気持ちでいるためにできること

さあ、ここからは悲しい話になる。それは実際に起きたことだが、マインドフルネスの実践や、友人を多く持つことなど、本書でお勧めするすべてのことに関係がある。

『アルジャーノンに花束を』から学ぶこと

その事例の説明に入る前に、『アルジャーノンに花束を』というSF小説をご紹介しよう。その本をわたしは幼い頃に読んだが、生涯忘れられない一冊となった。

その物語にはアルジャーノンという名のマウスと、チャーリイという店員が登場する。アルジャーノンはげっ歯類として平均的な知能を持ち、チャーリイの方はIQが68〔軽度の知的障害〕だ。両者は頭が良くなる外科手術の被験者に選ばれる。手術は成功し、アルジャーノンは研究室での知的タスクを楽々とこなすようになり、チャーリイのIQは180を超えた。

だが、しばらくすると、その上昇が一時的なものにすぎないことがわかる。まずアルジャーノンの知能が低下し、やがて死に至る。アルジャーノンは小さな棺に入れられて、チャーリイの家の裏庭に埋められる。

続いてチャーリイの知力も下がり始め、じきに手術前のレベルに戻る。残酷な後退だ。なぜならチャーリイは、かつて自分は頭が良かったことを覚えているからだ。痛ましいことに、チャーリイの最後の願いは、アルジャーノンのお墓に花を供えてやってほしい、というものだ。さあ、ティッシュをどうぞ。

この悲しい物語を紹介した理由をお聞かせしよう。本書では、ライフスタイルの変化について提案している。その提案どおりにすれば、統計的に見て、あなたはより快適な老後を過ごせるようになるはずだ。

しかし、「ライフスタイルの変化」という表現に注目してほしい。それは、「痛み」が消えるまで絆創膏を貼っておくというような、一時的な処置ではない。わたしたちが対処すべき「痛み」は、老化のプロセスであり、時がたてば消えるわけではない。それが意味するのは、ライフスタイルの変化も継続しなければならないということだ。

一時の交流なら、ない方がいい？

耳の痛い話だが、ある研究がその証拠を提供する。その研究では、学生たちが週に一度、老人ホームの入居者を訪問した。入居者は四つのグループに分けられた。

第1グループでは、学生が訪問時間を決めた。第2グループでは、入居者がその時間を選んだ。第3グループでは、訪問時間はランダムだった。入居者は、いつ学生が来るのかがわからず、平均で週に1回程度ということしか知らされなかった。第4グループは、学生の訪問を受けなかった。そして一連の訪問の前と後で、被験者全員のさまざまな精神的能力と身体的能力を測定した。

友人についての章から予測できるように、学生の訪問を受けた高齢者は、受けなかった高齢者より、気分、健康状態、認知機能などの成績がはるかに向上した。

しかし、その後、『アルジャーノンに花束を』のように、物語は悲話へと変わる。訪問が終わった後も、研究者は入居者たちの変化を追い続けた。すると、定期的な訪問を受けていた高齢者は、訪問を受けなかった高齢者に比べて、時がたつにつれて状態が悪化していった。

訪問は、継続している間は、高齢者をより賢く、より健康で、より幸福にした。しかし、訪問が途絶えると、高齢者の脳の働きは、実験開始前のレベルより退行したのである。

これらの発見の解釈の一つは、「一時的な社会的交流は、ない方が良かったのかもしれない」というものだ。しかし一方で、こう解釈することもできる。「高齢者が永続的に社会的交流を持てるようにしなければならない」。わたしが言う「ライフスタイルの変化」とはつまりそういうことだ。

自らの余生に、継続的に社会と関わる予定を組み入れなければどうなるか、あるいは瞑想を実践しなければどうなるか、その結果を恐れるには十分な理由がある。逆にそれらのことを老後に組み入れれば、ずっと明るい気持ちでいられるというのも、大いに根拠のある話なのだ。

Brain Rules — 3 — マインドフルネスは脳を静めるだけでなく改善する

まとめ

- ストレスは、生物学的に言えば、あなたに危険を回避させるためのものだ。ストレスは本来、一時的なものとして想定されている。ストレス状態が長く続くと、脳システムは損傷を受ける。
- 老化に対してポジティブになろう。自分は若いと感じていれば、認知機能は向上する。
- マインドフルネス瞑想を実践し、過去や未来より現在の脳に意識を集中させると、ストレスは減り、認知機能は向上する。
- 老後も体と認知機能を健康に保ちたいのであれば、継続的かつ活発に、社会と交流できるようなライフスタイルを選択しよう。

Brain Rules

4

学ぶのに、
あるいは教えるのに、
遅すぎるということはない

第4章

記憶力を維持するには

人生が真冬を迎えても、薔薇を思い浮かべられるよう、
神はわたしたちに記憶を与えてくださった。
――ジェームズ・M・バリー

わたしの場合、ひどいのは短期記憶能力だけではないが、
それにしても短期記憶能力は実にひどい。
――作者不詳

次の実話のタイトルは、「素晴らしい妻のサポート」とでもすべきだろう。

シアトルで開かれたあるレセプションで、わたしは同じ分野で働く魅力的な研究者を紹介され、彼との濃密な科学的会話に没頭した。妻が友人とのおしゃべりを終えて、こちらへやって

来た。その研究者を妻に紹介すべきだとわかっていたが、恐ろしいことが起きた。名前をすっかり忘れてしまったのだ！

妻はわたしを一瞥し、わたしの社会的記憶が窮地に陥っていることを悟ると、さっと手を差し出して自己紹介した。紳士はすぐそれに返した。どうですか。まさに「素晴らしい妻のサポート」でしょう？

脳にはいくつかの記憶システムがある

このような物忘れは年をとるにつれて情けないほど多くなるが、ただ頻繁になるだけではない。コメディアンのジョージ・バーンズの次の言葉はよく知られる。「まず名前を忘れる。次に顔を忘れる。そしてジッパーを上げるのを忘れ、最後には下げるのを忘れる！」

この辛辣なジョークは、老化を茶化す彼の持ちネタの一つだ。

バーンズの陽気な饒舌さは、年をとっても健康な記憶システムを保つのは可能だという実例だ。それはなぜ可能なのだろう。わたしたちの脳には複数の記憶システムがあり、それらは同じスピードで老化していくわけではない。では、どの変化のせいで、わたしたちは夜中に悶々と悩むことになるのだろう。どの変化なら無視しても良いのだろう。壊れ始めている記憶システムに関して、わたしたちに何かできることはあるのだろうか。

この章では、そのような疑問に取り組んでいくが、まずは年をとると記憶に何が起きるかをご説明しよう。忠告。かなりの量の「神話」を打ち壊すことになる。

記憶は、学習した経験から形づくられる

脳の記憶システムを、額(ひたい)の中に1個のハードディスクドライブを埋め込んだようなものと見なすのは間違いだ。むしろそれは、20個から30個のハードディスクドライブを搭載した高機能のノートパソコンのようなものなのだ。

それぞれのシステムは、半独立的に働くフリーランスの神経回路から成り、特定の種類の記憶を処理している。

仮にあなたが「高校の技術の授業で旋盤の使い方を習っている最中に友人のジャックが怪我をした」ことを記憶していたとして、まず旋盤の操作方法の学習には、運動記憶が関わっている。その友人の名前がブライアンではなくてジャックだということを記憶するのは、陳述記憶の役目だ。さらに、午前中の教室授業でそれを見たことを記憶するのは、エピソード記憶の仕事である。

これらのシステムは常に互いと情報を交換し、ほんの一瞬でその情報を統合してアップデートする。だが、その具体的な仕組みについてはほとんどわかっていない。それがテープレコー

ダーのように単純なものではないことは、先に述べた。さらにことを複雑にしているのは、記憶システムに短期記憶と長期記憶の二種類があることだ。わかりやすくするために、ここでは特にことわらない限り、長期記憶について語る。

陳述記憶とは

記憶について科学的な解明はまだあまり進んでいないので、それを包括的に説明しようとすると、どうしても無理が生じてくる。そこで、ここでは、記憶を意識的な情報処理と無意識の情報処理に分けて説明しよう。

意識的な記憶に関与するシステムは、陳述記憶と呼ばれる。それは、陳述できる記憶のことだ。陳述記憶には意味記憶とエピソード記憶という二つの要素がある。意味記憶とは、たとえば、アメリカ合衆国への「忠誠の誓い」を覚えていることで、エピソード記憶とは、たとえば『ギリガン君SOS』(コメディドラマ)の内容を思い出せることだ。では、「意識的」とはどういう意味だろう。仮にわたしがあなたに年齢を尋ねたとして、あなたが「大きなお世話よ」と答えたとする。あなたは自分の年齢を知っている。それは意識的に思い出したものだ。さらに、「大きなお世話よ」という返事も、意識的に返したものだ。

手続き記憶とは

しかし、あなたが気づかないまま思い出す技能がある。たとえば、車の運転がそれにあたる。あなたはそれを長期記憶から意識的に思い出し、こんなふうにつぶやきながらこなしているのだろうか。「さあ、運転席側のドアを開けて、席に座り、親指と人差し指でキーをはさんで、それをイグニッションに差し込み、右へ30度回し、エンジンが点火するのを待とう」。もちろん、そんなことはしない。あなたはほぼ何も意識せず、ただ車に乗って運転するだけだ。この種の記憶は手続き記憶と呼ばれる。手続き記憶と陳述記憶の明らかな違いの一つは、意識的に思い出すかどうかだ。

はっきりさせておこう。記憶は意識的なものもそうでないものも、学習した経験から形づくられる。わたしたちは生まれつき運転ができるわけではないのと同様に、生まれつき無礼な質問には怒るようになっているわけではない。それでも、先に述べたとおり、この二つの現象には脳の異なる部分が関わっている。科学者に言わせれば、「記憶は一つのまとまった現象ではない」ということだ。

そして、それら記憶システムの老化についても同じことが言える。先ほど登場したコメディアンのジョージ・バーンズは、その説明を助けてくれる。1992年、彼はラスベガスのカジノホテルとスタンダップ・コメディ（漫談）の終身契約を結んだ。

その時、彼は96歳だった。

年をとっても衰えないタイプの記憶

ジョージ・バーンズは言う。「人が年をとり始めるのは、外に出かけるのをやめて、家に座ったまま何かできないかと思うようになった時だ」。自分が1日に15本タバコを吸うことについては、「この年になると、何かつかむものが必要でね」と言い、セックスについては「ロープで玉突きするようなものさ」と嘆く。「同年代の女性とデートしたいけど、残念ながらその年頃の女性がいない」とも言う。

また、人気映画『オー、ゴッド！』シリーズに神さまの役で出演依頼されたことについては、「年から言えば、わたしが一番、神さまに近い」と答えた。バーンズは80歳でアカデミー賞を受賞した。そのバイタリティを信じればこそ、シーザーズ・パレス（ラスベガスのカジノホテル）の重役は、この快活な96歳の老人と契約を結び、100歳の誕生日の興行の放送権を得ようとしたのだ。彼のコメディアンとしての才能が衰えを知らない理由をこれからお教えしよう。

意味記憶と手続き記憶

意味記憶は事実に関する記憶で、年をとっても衰えない。この頼もしい記憶データベース、すなわちあなたの語彙へのアクセスは、実際、年を追うごとに増えていく。そのテストの得点は、20代では25点くらいだが、60代後半になると27点を超える。たいした違いではないと思うかもしれないが、年をとると記憶力が衰えることを考えると、数値が高くなるのはほぼ予想外のことだ。しかし実際にそれが観察されたのだ。

手続き記憶も、年をとっても衰えない。中には、それがわずかに向上することを示す研究もある。たとえば、ある実験では、若者と高齢者の集団に視覚反応課題を教え、2年後に記憶の度合いを調べた。実行時間によって測定した手続き記憶は、若者では10パーセント、高齢者では13パーセント向上した。

このタイプの記憶が年をとっても堅牢であることは朗報だ。あなたは年をとると本当に賢くなるのだ。もっともそれは賢さと加齢をあなたがどう定義するかによるが。これらの発見が示唆するのは、わたしたち高齢者の脳には経験がぎっしり詰まっているということだ。

それは高齢者に二つのメリットをもたらす。

高齢者への二つのメリット

第1に、高齢者は知識の宝庫にアクセスできるので、意思決定する際に、幅広い選択肢から選ぶことができる。高齢者はそれを武器として、複雑かつ微妙な問題に取り組むことができる。たとえば中東和平交渉とか、親離れしない子どもとの交渉とか。

第2に、高齢者の意思決定は、衝動的ではなく、思慮に富むものになる。高齢者の意思決定には時間がかかるが、それはただ、メモリを多く搭載しているせいで、比較検討すべき選択肢が多いせいなのだ。高齢者の脳は、相変わらず柔軟で可塑性もあるが、詰め込まれている情報が多いので、意思決定には時間とコストがかかる。

結論を言えば、高齢者は愚かな過ちを犯しにくい。ある論文は、それを以下のように描写している。「健康な高齢者の脳は、子どもや若者の脳に比べて、外部の問題に対して臨機応変な反応をしにくく、そうする必要性も低いようだ。言い換えれば、高齢者は世界のモデルをより多く持っており、確立された行動のレパートリーから、ふさわしいものを選ぶことができる」

この「より豊富なモデル」を、何人かの研究者は「知恵」と呼ぶ。

繰り返すが、ジョージ・バーンズの人生は教訓的だ。彼は、ヴォードヴィルからラジオ、テレビ、映画まで、20世紀が提供したあらゆるエンターテインメントの媒体で活躍した数少ないコメディアンのひとりだ。96歳までに、彼の脳はほぼ80年にわたって働き続け、その知恵を蓄積し、成長してきた。

神さまの役が来るのも当然だ。

ワーキングメモリが衰えるとどうなるか

しかし、すべての記憶システムが老後も保たれるわけではない。衰えるタイプの記憶については、懐かしいピクサー映画で説明するのが一番だろう。

ごめんね、わたし、健忘症なのよ

わたしの家族はピクサーの愉快な映画『ファインディング・ニモ』が大のお気に入りだ。その映画では、ニモの父親(カクレクマノミ)は息子がダイバーの一団に連れ去られるのを目撃する。父親は、コバルトブルーのナンヨウハギ、ドリーとぶつかる。ドリーの声を演じるのはエレン・デジェネレスだ。ドリーは興奮気味にダイバーのボートを見たと彼に告げ、こう叫ぶ。「あっちへ行ったわ! ついてきて!」。2匹はボートを追って、懸命に泳ぐ。

しかし、それは長く続かない。ドリーはスピードを落とし、ジグザグに蛇行し、ニモの父親を振り返って、疑うような表情を浮かべる。彼女はそれがだれなのかわからなくなったようだ。「ついてこないで」と彼女は叫び、ニモの父親を驚かせる。「いったい、なんのつもりだ?」。ニモの父親は叫ぶ。「きみは、ボートが行った方向を教えてくれてたのじゃないのか!」

ドリーは泳ぐのをやめて、突然微笑む。「そうよ、わたしはボートを見たわ。ちょっと前に通っていった」。点火したロケットのように、彼女の脳は再び活気づいた。「こっちへ行ったわ! こっちよ! ついてきて!」。彼女はさっきと同じ方向に向かって泳ぎ始めた。ニモの父親はいらいらして、ドリーの記憶力のなさを責める。2匹は泳ぐのをやめる。「ごめんね、わたし、健忘症なのよ」と、彼女は認める。「聞いたり見たりしたことをすぐ忘れるの。家族もみんなそう」

ドリーは、科学者がワーキングメモリと呼ぶ認知の処理機構が壊れているのだ。かつて、わたしたちはそれを短期記憶と呼び、情報を一時的にしまっておくための受動的な保管場所と見なしていた。しかし、それは事実とはほど遠かった。現在でもワーキングメモリは一時的な記憶領域と見なされているが、単純な保管場所ではないし、受動的でもない。

ワーキングメモリの能力は遺伝する

英国の研究者アラン・バッデリーは、「ワーキングメモリ」という概念を最初に提唱した。彼はこの記憶領域を動的なものと想定し、それはサブプロセスで構成され、忙しいオフィスの机の上を移動するフォルダの束のように機能すると考えた。あらゆる点で、彼は正しかった。

そのフォルダの一つは、「視空間スケッチパッド」と呼ばれ、視覚情報を一時的に保存する。また別のフォルダは「音韻ループ」と呼ばれ、言語情報を一時的に保存する。また別のフォルダは、他のすべてのフォルダを統合し、いみじくも「中央実行系」と呼ばれる。この中央実行系が保存するのは、他のサブプロセスが行っていることを記録するプログラムだけだ。

ワーキングメモリの働きが悪いと、非常に困ったことになる。あなたは頻繁に鍵を失くすようになる。自分が言おうとしたことや、しようとしたことを忘れるし、他の人が言っていることや、していることがわからなくなる。友人に何かを言おうとすると、その話は前に聞いたよ、と言われる。

その程度のことはだれでも経験するが、ワーキングメモリが劇的に衰えることもある。ある研究論文によると、ワーキングメモリの正規化スケールで、20代の数値はおよそ0・6で、かなり高い(テスト項目については、brainrules.netの参考文献を参照)。しかし、年をとると、不幸なことにその数値は下がっていく。40歳の数値はおよそ0・2(あまり高くない)で、80歳までにマイナス0・6(まったくもって低い)に急落する。

物忘れは、浮かんでいたネットが沈んでくるようにしてわたしたちの脳を包む。ワーキングメモリは実行機能と呼ばれるより大きいネットワークの一部だ。その機能の低下については後の章で詳しく述べよう。現時点では、わたしたちもいずれ、ドリーのようなワーキングメモリの機能障害を経験することになる、とだけ言っておく。

ところで、ドリーは正しかった。実際、ワーキングメモリの能力は遺伝するのだ。それはつまり、もしあなたがよく働くワーキングメモリを持ちたいのであれば、賢く両親を選択しなければならないということだ。それにしくじった人は、本書のアドバイスに従おう。

何をどうすればいいかについて、言うべきことはたくさんあるが、ここで悪い知らせをさらにいくつかお伝えしなければならない。それは、史上最も有名なプロボクサーのひとりに関わるものだ。

長期記憶も衰える

人生の荒波にもまれるのは、短期記憶だけではない。ある種の長期記憶も、同じ目に遭う。

モハメド・アリが忘れてしまったこと

それを赤裸々に語ったのが、『This Is Your Life』というテレビ番組だ。その番組のある回は、今は亡き偉大なボクサー、モハメド・アリが主役だった。アリはその拳と同じくらい口もよく動き、テレビ受けする発言で知られた。自信家で頭が良く、「おれはとんでもなく強い。薬の方が病気になるくらいだ」とか、「おれは郵便切手になるよ。それが相手になめられる唯一の方法だからな」といったウィットに富む発言で知られる。

『This Is Your Life』では、主役の略歴を紹介し、関係のあるゲストが登場するというのがお決まりのパターンだ。ゲストがだれかは主役も知らされておらず、本番でのサプライズとなる。数十年ぶりの再会、ということもあった。アリの回は1978年に放送され、彼の両親、兄弟、妻、伝説的なボクサーたちが登場した。とりわけ感動的な一コマは、伝説的な歌手、トム・ジョーンズの録音インタビューだ（彼らが友人だったとは！）。ジョーンズはアリと出会った日のことを語った。

「今、ラスベガスの楽屋にいる。ショーの合間だ……あれは10年ほど前だったかな、ニュージャージー州、チェリー・ヒルのラテン・カジノにいた時だ。ドアをノックする音がしたので顔を上げると、そこにアリがいた……」。だが、わたしが最も驚かされたのは、ジョーンズが語り始めた時のアリの反応だ。彼は呆然としているように見えた。

ジョーンズが話し続けると、アリは目と鼻をこすった。「その時からずっと、わたしたちは友人だ」と、ジョーンズは締めくくった。アリはただじっと座っていた。数々の栄光に彩られた人生で、そのチャンピオンは敵にではなく、記憶喪失にノックアウトされてしまったらしい。

エピソード記憶とは

エピソード記憶は、先ほど述べた陳述記憶の一部で、その名のとおり、エピソード、すなわち、ある状況下で、ある程度の時間をかけて起きたことについての記憶だ。通常、この出来事には人間が関与する。それがあなただった場合は自伝的エピソード記憶と呼ぶ。つまり、「何が、どこで、いつ」といった質問に答えるのがエピソード記憶だ。そして「何が、どこで、いつ」は、『This Is Your Life』のお決まりのメニューだ。

エピソード記憶は二つの要素からなる。思い出される情報自体と、それがいつどこで起きたかという状況である。前者には、おなじみの意味記憶が関わっている。しかし後者はエピソード記憶に特有のもので、それ自体に「情報源記憶」という名がついている。スピーチにたとえれば、意味記憶はそのスピーチの内容で、情報源記憶はだれがスピーチしたか、である。

エピソード記憶と意味記憶はどちらも脳の深い井戸に貯蔵されるが、脳の中では別個のものとして扱われる（たとえば、「アリ」は「意味記憶」であって、「エピソード記憶」ではない）。なぜそれがわかるのだろう？　生まれつきエピソード記憶の能力がきわめて高い人々がいるが、彼らの意味記憶の能力は、平均かそれ以下だ。

ある有名な事例として、子どもの頃から自分の身に起きたことを、もれなく、間違いなく、覚えている女性がいる。彼女の自伝的エピソード記憶はほぼ完璧だった。しかし、学校での成績は平均以下だった。日常的なことでさえ覚えにくく、記憶するには一覧表が必要とされた。意味記憶に欠陥があったのだ。8年前、7日前、4時間前の夕食に何を食べたかは正確に思い出せるのに、掛け算の九九を覚えられない。実のところ、エピソード記憶と意味記憶は、システムが別なのだ。

70代までに33パーセント下がる

ここからは悪い知らせになる。エピソード記憶の能力は、ワーキングメモリと同様、年をとると衰える。研究によれば、その能力は20歳頃をピークとして、70代までに33パーセント下がる。だからおじいちゃんは、孫娘ほどには朝食に何を食べたかを覚えていない。

エピソード記憶の中でも特に衰えるのは、情報源記憶だ。あるテストでは、若者と高齢者に、複数のスピーチを観察させ、その後、スピーチの内容と、どの人がどのスピーチを行ったかを尋ねた。スピーチの内容（意味記憶）については、若者も高齢者もよく覚えていたが、話し手（情報源記憶）について高齢者の記憶はあいまいで、話し手がだれだったかを思い出すのが難しかった。話し手の性別さえ思い出せなかったが、それは認知的にははるかに容易な、部分情報源記憶と呼ばれるものだ。

神経学的に言って、年をとるとエピソード記憶に何が起きるのだろう。エピソード記憶には、先に論じた海馬と、まだ論じていないデフォルト・モード・ネットワーク（DMN）との電気的つながりが関わっている。海馬の関与は当然だろう。海馬はさまざまなタイプの記憶に関わっているからだ。DMNの関与もその機能を知れば納得できるはずだ。

DMNは広範な脳領域をつなぐ神経ネットワーク・グループだ。「デフォルト（なすべきことがなされない状態）」と呼ばれるのは、あなたが活動していない時、すなわち、退屈していたり、空想にふけったりしている時に、活性化するからだ。DMNのメンバーの中でも前頭前皮質の右側の領域は、エピソード記憶と深く関わっている。空想もエピソードも物語性を持つので、同じ脳領域が関わっているのは、理にかなっている。

年をとるにつれて、海馬とDMNは衰えていく。その衰えは、構造（容積の減少）としても、機能（つながりの変化）としても、確認できる。悪夢のような状況に陥る原因はそこにある。脳に、その衰えを克服するほどの力はない。したがって、あなたが意図的に何か方策を取らなければ、衰えは恒久的なものになる。穏やかな衰えは単なる老化現象だが、深刻な衰えはそうではない。それはアルツハイマー病の特徴の一つなのだ。

残念ながら、老化とともに衰えるのはワーキングメモリとエピソード記憶だけではない。その第3の衰えは、すでにあなたも経験しているかもしれない。

記憶喪失について考える

喉まで出かかっているのに思い出せない

古いジョークを一つ。二組の老夫婦が映画館を出て帰宅の途についた。妻たちは前でおしゃべりし、夫たちは少し遅れてその後ろを歩いている。夫の一方が言う。「昨日の夜、とてもいいレストランに行ったよ。きみも行くといい」。友人は尋ねた。「なんていう名前の店?」と。男は答えようとするが、名前が出てこない。「いやあ、思い出せないな」。そして逆に尋ねる。「あの誰もが好きな、きれいな花の名前は何だっけ? バレンタインデーにプレゼントするあの花」。「ローズ（バラ）かな?」と、友人は戸惑いがちに言う。

「そう、それだ」と男は言い、前を歩いている妻に向かって叫ぶ。「ローズ、おいローズ! 昨日行ったレストランは何ていう名前だっけ?」

わたしの知り合いのほぼ全員が、このジョークのような記憶喪失を経験している。ある単語を思い出そうとする。それが記憶の中で、目に見えないビー玉のようにあっちへ転がったり、こっちへ転がったりしているのが感じられる。だが、まもなくそれは、冷酷な認知の排水溝に吸い込まれ、消え失せる。しかし翌日の午後になって、急にふと思い出したりする。これは、「舌先現象」と呼ばれる（れっきとした心理学用語だ）。年をとると、この苛立たしい現象はますます増える。「舌先現象」が起きる頻度は、70代では30代の時のおよそ4倍になる。

この喪失の興味深い側面の一つは、何が失われないか、である。先ほどのジョークの中で、老人はレストランに行ったこと、その店がとても良かったことは覚えていて、その思い出を友人に伝えたいと思った。そして、実際に言葉でその気持ちをうまく伝え、言語理解能力が健在であることを示した。できなかったのは、特定の単語を見つけることだ。

結論から言おう。言語理解能力と一般的な言葉を語る能力は、缶詰の桃のように年月を経てもよく保存される。しかし、音韻表示（抽象的な名前）へのアクセスは、日光に長くさらされた果物のように傷んでいくのだ。

記憶のタイプによって、衰え方がまちまちなのは明らかだ。では、科学者がその悪化を追うのに利用できる一般的な予定表はあるのだろうか。これは重要な質問だ。と言うのも、多くの高齢者は、お気に入りのワインの名前を思い出せないたびに、認知症の暗い影が脳をさらに数センチ覆っていくように感じるからだ。

しかし、幸い、そのような記憶喪失のほとんどは正常で、大切な人の誕生日を忘れたことの後始末をのぞけば、特に問題はない。加えて、その衰えを遅らせることは可能で、回復さえ可能だ。記憶喪失のごく一部だけが、たとえば認知症のような、より深刻な状況を示唆する。単なる物忘れと、恐るべき記憶障害との違いについては、第6章で詳しく説明しよう。

見解の一致はまだない

さしあたって、記憶力の衰えの時期や程度に関して、科学者の見解が一致していないことを知れば、むしろあなたはほっとすることだろう。老化は個人差がきわめて大きい。加えて、記憶の働きについての科学的理解は、まったくもって不完全だ。査読を通過した文献の明るい面だけ見れば、結論は以下の二つに要約される。

1　年をとるとだれでも、記憶装置のいくつかは衰え、いくつかは改善し、いくつかは変化しない。

2　30歳を過ぎると、記憶力のほぼすべてが衰える。

たとえば、ワーキングメモリがピークを迎えるのは、たいていは25歳前後で、それから35歳まで高止まりとなり、その後、長い年月をかけて、闇の世界へと下降していく。エピソード記憶はワーキングメモリより5年早くピークを迎え、その後、ワーキングメモリと同様に、ゆっくりと下降していく。

これらの発見とは対照的に、データによると語彙力のスコアは68歳でピークを迎える。そう聞くとうれしくなるが、より詳しく見てみると、矛盾しているように思えてくる。早くも25歳過ぎから舌先現象に悩まされるようになるのに、なぜ語彙力は老齢期にピークを迎えるのだろう。まるで、語彙のデータベースはキャデラック並みに豪華なのに、それにアクセスする記憶能力がT型フォード［低価格の大衆車］並みになるかのようだ。

老化した脳の覆いをポンと開けて、ブンブン回っているその回復装置を調べれば、この謎が解けるだろうか。おそらくそうだろう。神経科学者がすでに訪れた場所を、わたしたちも勇気をふるって訪れてみよう。この旅では、宇宙船エンタープライズ号の伝説的船長ジェームズ・T・カークの協力を仰ぎ、彼とゴーン人との戦闘を振り返ることになる。これはいたって真面目な提案だ。

脳は器用に老化に対応する

ゴーン人は安っぽいコスチュームをまとった爬虫類のようなエイリアンで、『スタートレック』の「怪獣ゴーンとの対決（Arena）」というエピソードに登場する。そのエピソードでは、領土をめぐる宇宙戦争で闘っていたカーク船長とゴーン人が、進化した種族（メトロン人）によって異星人の惑星に連れ去られるところからはじまる。メトロン人はゴーン人とカークに、その惑星にあるものを武器として戦うことを求める。

脳の創造性

もちろんカークは勝たなければならない。彼はその星で見つけた竹とダイヤモンドのように硬い鉱物、火薬の成分を使って、小型のカノン砲のような武器を作る。カークはそれでゴーン人を攻撃し、深刻なダメージを与えるが、とどめを刺そうとはしなかった。このカノン砲は、カークのあらゆる偉業を支えてきた光子魚雷を使えない状況で、彼が創造した代替策だった。

（ディスカバリーチャンネルの番組『怪しい伝説（MythBusters）』は、そのエピソードに登場する技術の再現を試みた。すると、竹製のカノン砲は点火すると瞬時に爆発した。結論：武器の設計がどうであれ、カークは死んでいた）

あなたは脚本家の物理の知識にけちをつけてもいいが、ありあわせのもので武器を作ったカークの創造性に異議を唱えることはできないだろう。この代替策こそが、記憶力が部分的に衰えた時に老化した脳が提供するものなのだ。

その一例は、単語を意味のある文に並べかえる能力、すなわち、統語処理能力だ。高齢者の脳を調べた科学者たちは、年をとると、言語能力は変わらないが、脳がそれを処理する方法が変わることを発見した。

若者の脳は通常、ブローカ野の言語中枢で統語処理をしている。その領域の名は、19世紀フランスの医師ピエール・ポール・ブローカにちなむものだ（ブローカは進化論を信奉したため、「若者を堕落させる唯物主義者」と教会から非難された）。ブローカ野は左耳のすぐ上（解剖学マニア向けに言えば、脳の左半球の下前頭皮質と後部中側頭回）にある。話し言葉はその2領域（ブロードマンの脳地図では44野と45野）から生じる。それがわかるのは、それらの領域が傷つくと、文法的に正しい文章を話せなくなるからだ。わけのわからないことを言うようになり、人の話も理解できなくなる。

老化に対する脳の戦い

脳が老化するにつれて、これらの領域をつなぐネットワークはしなびていき、情報の伝達力を徐々に失っていく。このようにつながりが失われると、通常は機能も失われるはずだ。ここに研究者たちを悩ませる矛盾が生じる。と言うのも、脳が老化しても、統語処理能力はよく保たれているからだ。

まさにここで、あなたの脳はカーク船長に変身する。脳は、あの竹製の武器を思いつき、即興で作り上げる。つまり自らの衰えに気づいた脳は、通常、言語処理には使わない領域から利用できるものを探し出して、その機能を流用するのだ。科学者はそのような埋め合わせ的な変化を二つ観察している。

その一つは、脳の左側ではなく右側のニューロンを刺激して、通常は統語処理に関わらない脳領域を召集するというものだ。もう一つは、前頭前皮質の、やはり通常は言語に関わっていないニューロンを活性化することだ（理由はわからないが、この転用は、被験者が何らかの タスクを行っている時にだけ起きる)。

それに加えて脳は、本来の言語中枢に残っているニューロンを再びつなぎ合わせる。こうしてあなたの脳は、「怪獣ゴーンとの対決」のカーク船長のように、年老いた脳のあちこちに転がっている材料を使って、老化を食い止めようと戦うのだ。

カーク船長がそれを知れば、さぞ誇りに思うことだろう。

「生産的エンゲージメント」で学ぼう

もう一度、学校へ行こう

そのテレビコマーシャルには幼い3人の兄弟が登場する。「これ、なに?」と、朝食の席に着いた弟が、兄に尋ねる。弟が指差しているのは、シリアルのボウルだ。兄は肩をすくめて言う。「何かのシリアルだよ。きっと体にいいんだ」。しかし2人は、それを食べようとせず、ボウルを押しつけあっている。ふいに兄が思いつく。「マイキーに食べさせよう!」「そうだね!」と弟は応じる。「たぶん食べないと思うけど。マイキーは何でも嫌がるんだから」

2人はボウルを末っ子のマイキーの方へ押しやって、じっと見守る。すると驚いたことに、マイキーはそれを食べ始め、もくもくと食べ続ける。「食べてるよ! 気に入ったんだね、マイキー!」と、兄たちは叫び、目を見張る。画面は製品の映像に変わり、宣伝文句が流れる。

この30秒のコマーシャルは、1972年から1986年まで放映され、「忘れられないコマーシャル」の一つにも選ばれ、クエーカーオーツ社の莫大な売り上げに貢献した。信じがたいかもしれないが、何か新しいことを試みるというだけで、たった30秒間であっても、見る人に強い印象を残すことができるのだ。マイキーがそれを証明している。

「新しいことを試みるのは良いことだ」という教えを丸で囲んでおこう。なぜなら、それが、老化しつつある記憶システムの改善につながることを、ほぼすべての科学者が認めているからだ。

まさにそのとおり。記憶力は自然に衰えるが（そして、ほとんどの種類の記憶の衰えには、神経系による救済は起きない）、希望がないわけではない。わたしたちは歳月がもたらすこの腐食を、1枚の処方箋で改善することができる。そこにはただ1行、「もう一度、学校へ行こう」と書かれている。

そう、わたしはいかめしい教授帽をかぶり、人差し指を宙に突き立て、あなたの脳に、生涯、学び続けることを求めているのだ。成人向けの講座に登録する。新たな言語を学ぶ。いやというほど本を読む。老化しつつある脳には、新しいことを学ぶ余力が十分に残されている。その力を維持するには、毎日、学習できる環境にどっぷり浸る必要がある。例外はない。ひたすらシリアルを食べ続けるマイキーのように、学び続けて、記憶力を衰えさせるクモの巣をはらいのけよう。

自分と意見が異なり、議論できる相手を見つけよう

最も栄養価の高い学習のタイプもわかっている。それは「エンゲージメント」という心理学の概念に基づくもので、二つのタイプがある。一つは「受動的エンゲージメント」で、受動的に、ゆったりと学び、すでになじみのある知識領域を刺激する。これによって高齢者の記憶力は改善する。

しかし、さらに良い方法がある。それは「生産的エンゲージメント」だ。記憶力を大幅に改善したいのであれば、こちらを選ぼう。生産的エンゲージメントでは、積極的に、ともすれば挑戦的に、新しい考え方を経験する。その最善の方法は、あなたとは意見が異なり、議論できる相手を見つけることだ。生産的エンゲージメントでは、あなたの仮説は異を唱えられ、あなたの展望は広がり、あなたの偏見は否定され、あなたの好奇心は刺激される。それは明らかに、記憶の電池の消耗を防ぐ方策の一つだ。

なぜそれがわかるのだろう？　生産的エンゲージメントがエピソード記憶に及ぼす影響を調べた研究をご紹介しよう。テキサス大学ダラス校の研究者たちは「シナプス・プロジェクト」というプログラムを開発した。それには受動的、生産的の二つのタイプの学習が含まれる。被験者になった高齢者は、3カ月にわたって週に15時間ずつ、どちらかのタイプの学習をする。生産的グループは、デジタル写真やキルティングといった技術を学んだ。受動的グループはただ仲良く交流した。

3カ月後、どちらのグループにもエピソード記憶の大幅な改善が見られたが、生産的グループの改善ぶりはきわだっていた。その結果をまとめた2014年の論文に、筆頭著者のデニス・パークはこう記している。「この発見は、認知的にレベルの高い新しい活動への持続的な関わりが、中高年の記憶機能を増進することを示唆している……」

この言葉はかなり控えめだ。実のところ、生産的グループのエピソード記憶の改善は、受動的グループのそれを600パーセントも上回っていた。

積極的学習の絶大な効果

積極的学習によって改善されるのは、エピソード記憶に限らない。またその改善を示したのは、シナプス・プロジェクトだけではない。人に教えることも、素晴らしく効果的なのだ。小学生に読み書きや図書館利用、教室での適切な行動といった基本的なことを教えた高齢者は、特別な記憶領域（および、その他の認知機能）に、劇的な改善がみられた。これは、人に何かを教え続けることは、記憶力を明晰に保つ最も効果的な方法の一つだという多くの研究の結論と一致する。

積極的学習の効果は絶大で、高齢者がアルツハイマー病になる確率を下げるほどだが、それについては第6章で探究していこう。そこでも、この発見の正しさを再確認することになるだろう。たとえあなたが「何でも嫌がる」人だとしても、スプーンを手にとり、何か新しいことにチャレンジしよう。それは脳にとって最も良い経験の一つになる。

ヨハネ・パウロ2世の記憶力に効く習慣

老化した脳に与えると良いものが、もう一つある。それは次の言葉によって語られる。

「愚かさも神の恵みだが、それを悪用してはならない」

聖人は讃えられる

この言葉を語ったのは、ローマ教皇ヨハネ・パウロ2世だ（2005年に亡くなり、今は、聖人教皇ヨハネ・パウロ2世と呼ばれる）。わたしはこの言葉に驚かされる。なぜなら教皇は、愚かさとは無縁だったからだ。

ヨハネ・パウロ2世の脳は、バチカン図書館と同じくらい大きかったに違いない。教皇は、少なくとも八つの言語を流暢に話し、数十を超す分野に通じていた。音楽を愛し、自作した教会音楽のアルバム『Pope John Paul Ⅱ Sings at the Festival of Sacrosong』は、ヒットチャート入りするほどよく売れた（最高位は126位）。教皇の音楽好きは、バチカンに入るに際して、専属の音楽アドバイザーを雇うほどだった。

彼は熱心な読書家でもあったが、それ以上に、アウトドアの活動を好んだ。ハイキング、カヤック、スキーに精通し、教皇になる前はスキー仲間から「タトラ（ポーランドの連山）の命知らず」と呼ばれていた。そうしたことは、自らのためになったようだ。ヨハネ・パウロ2世は、近代史において二番目に長く教皇を務め、論争と熱狂的な賞賛に満ちた生涯を送り、84歳で天に召された。

複数の言語を扱おう

この聖人がそれを知っていたかどうかはともかく、彼の生活習慣のほとんどは脳に栄養をもたらし、とりわけ記憶力を保つには大いにプラスになった。

たとえば、バイリンガルの人は、1カ国語だけのモノリンガルより、認知テストの成績がかなり良い。このテストには記憶力、特にワーキングメモリが含まれる。何歳でその言語を学んだかは結果に影響しない。わずかながら、量に比例する傾向が見られる。つまり、モノリンガルよりバイリンガル、バイリンガルよりトリリンガル（3カ国語を話す人）の方が、得点が高いのだ。創造性と問題解決能力の基準となる流動的知性も、バイリンガルはモノリンガルより好成績だった。

複数言語を扱うことは、脳に長期的なメリットをもたらす。バイリンガルはモノリンガルに比べて、通常の認知の衰えが緩やかだ。一般的な認知症についても同様である。認知症の始まりは、モノリンガルより4年以上遅い。この関連は確かなので、初めてもらった年金は外国語講座の受講費にするのが得策だと断言できる。

音楽を愛好しよう

もう一つ、見習うべき教皇の習慣は、音楽を愛好したことだ。ラジオでヒット曲のランキング番組を聴く程度の人にとっても、音楽に関わることはプラスになる。ある実験では、音楽に疎い高齢者に、4カ月間の音楽訓練プログラムを受けさせた。彼らはピアノ演奏を学んだだけでなく、音楽理論と初見歌唱も教わった。

その結果、実行機能（ワーキングメモリを含む）のテストの成績が大幅に向上した。また、うつ病や深刻な精神的ストレスを含むクオリティ・オブ・ライフ（生活の質）の評価は、彼らがより幸せになったことを語っていた。

この研究の対照群は、コンピュータ教室や絵画教室といった音楽以外の「娯楽」に参加した。結果は明らかだった。認知力を最も向上させたのは、音楽だった。

読書をしよう

聖人のもう一つの習慣である読書にも、脳の老化を遅らせる効果があり、長寿さえもたらすことがわかっている。12年におよぶある研究では、1日に3・5時間以上読書をする高齢者は、読書をしない高齢者に比べて、ある年齢までに死亡する確率が17パーセント低いことが明らかになった。読む量をさらに増やせば、その数は23パーセントに増える。もっとも、読むものはある程度長さのある本に限られた。ほぼ新聞しか読まない場合、少々プラスにはなるが、その効果は低い。

運動を日課にしよう

教皇ヨハネ・パウロが日課にしていたらしい、他のちょっとした習慣も、記憶力をさらに強化することがわかっている。運動は短期記憶にも長期記憶にも良い影響を及ぼす。瞑想も同様だ。わたしが親からよく言われたことも、そうだ。たっぷり寝ること、体にいいものを食べること、良い人たちとつきあうこと。しかし、親が知らなかったことが一つある。電子機器のブルーライトを避けることだ。

ここで、デイビッド・アッテンボローのアマゾン川のたとえの出番となる。老化した記憶力の改善には、多くの支流が貢献する。それらすべてが一般的な認知能力や、とりわけ記憶力に良い効果を及ぼすのは明らかで、脳のトレーニングの荷重を増やせば増やすほど記憶力の衰えは遅くなる、と断言できる。今ではその速度もわかっている。1年、脳を鍛えれば、記憶力の衰えを平均で0・18年、遅らせることができるのだ。

驚くべき効果だ。しかもこれは科学的な結論であり、裏づけもきわめて堅牢だ。歴代の教皇の中でも飛び抜けて賢明な聖人の生活習慣もそれを証明している。

衰えるスピードを遅くする方法

前頭葉にトレーニングを課すことが、なぜそれほど効果的なのだろう？　それには、「認知の予備力」と呼ばれるものが関わっていると、脳科学者は考えている。ここで80代の男性、ジョン・ヘトリンガーを紹介したい。彼はその概念の説明を助けてくれるだろう。ヘトリンガーは明るく元気な高齢者だ。彼が『アメリカズ・ゴット・タレント』というオーディション番組に出演した時の動画は、YouTubeで大評判になった。

審査員に職業を聞かれて、ヘトリンガーは航空宇宙工学のエンジニアだと答えた。ハッブル宇宙望遠鏡の修理計画のプログラムマネージャーをしているという。審査員はぽかんと口を開けた。だがそれは、あごがはずれる前兆にすぎなかった。

認知の予備力を増やそう

ヘトリンガーが歌い始めると、彼らのあごは完全にはずれた。ドラムが刻むリズムにのせて、彼はささやくように「レット・ザ・ボディーズ・ヒット・ザ・フロア」（床に体を叩きつけろ）と歌い始めたが、たちまちヒートアップして、「レット・ザ・ボディーズ・ヒット・ザ・フロォァァァアアアアアア！！！」と叫びだしたのだ。

ヘヴィメタルバンドのボーカルに憑依されたかのように、ヘトリンガーは狂気じみた様子でドラウニング・プールのヒット曲『ボディーズ』を歌い続けた。観客は総立ちになった。歌い終えた彼に、審査員のひとりがこう尋ねた。「あなたの職場にモッシュピット（ロックフェスで興奮した観客が体をぶつけあう場所）はある？」。ヘトリンガーは笑いながら答えた。「ないよ、だが、ビールならたくさんある」

ハッブル望遠鏡の修復とエネルギッシュなヘヴィメタほど、かけ離れたものがあるだろうか。しかも放映当時、彼は82歳だった！　ヘトリンガーはそのエネルギーと熱意とユーモアを、目に見えない神秘的な貯蔵庫から引き出しているように見えた。もっとも、わたしたち脳科学者はそれを神秘的だとも、目に見えないとも思っていない。その貯蔵庫には名前もついている。「認知の予備力」だ。

認知の予備力という概念は、「脳の予備力」という概念から派生した。脳の予備力は、（a）脳全体のサイズと、（b）どれだけのニューロンがまだ機能しているかという物理的な大きさを語る概念だ。他方、認知の予備力は、脳の予備力を利用する能力のことを指す。そもそも、認知の予備力という概念が生まれたのは、脳の損傷からすぐ回復する人とそうでない人がいる理由を説明するためだった。その違いをもたらすのは、損傷を受ける前に保持していた力だということが判明し、それが「認知の予備力」と名づけられたのだ。

この力を増やすことができれば、あなたは年をとった後も、ジョン・ヘトリンガーのような人生を送れる可能性が高くなる。そう、オジー・オズボーンではなく「オズボーンはヘヴィメタルバンド、ブラック・サバスのボーカルで、コウモリや鳩を食いちぎるなど、常軌を逸した行動で知られる」。

0・21年、衰えるのが遅くなる

脳に生産的な認知作業、つまり本章で述べてきたありとあらゆることをさせれば、認知の予備力の貯水槽が満タンになることを、研究は示している。その度合いもわかっている。教育的な経験を1年するごとに、認知の衰えは0・21年遅くなるのだ（この速度は記憶力の衰えの遅れの速度（0・18年）に驚くほど近い。そこに関連はあるのか、あるとして、どのような関連なのかはわかっていない）。この研究を率いたマーク・アントニウはこう要約する。「認知の予備力は、脳の神経病理学的ダメージから回復する力と定義され、身体的および精神的刺激のある生活習慣がもたらす神経変化の結果だと考えられる」

この神経変化を説明するものとして、二つのメカニズムが提案されている。いずれも、支持する査読済みの論文は多い。

一つ目のメカニズムには、そこかしこに「先天的」という消えないスタンプが押されている。ある人々はもともと認知の予備力が豊かで、おそらくそれは生まれつきなのだろう。実際、認知の予備力が豊かな人とそうでない人では、脳の特定の領域の構造が異なる。何らかの脳のダメージから回復する確率を高めるには、前頭、頭頂、側頭の皮質に健康なニューロンを多く持つことが得策だと言える。

二つ目のメカニズムには「後天的」という、洗ったら消えるスタンプが押されている。心身を鍛えて生きてきた人々は、老境に入っても、手持ちの脳を効率良く使うことができる。彼らは神経解剖学的に「器用」でもあり、神経回路がダメージを受けても、代わりの回路を柔軟に作ることができる。

無理だと思わず、ただ始めよう

こうして、年をとる前にスタンプが押されるのであれば、ある年齢をすぎたら、予備力の貯金は追加できなくなるのではないかと、あなたは思うかもしれない。だがそれは間違いだ。学習は何歳からでも始められるというのが、神経科学の鉄則である。手数料はいらない。あなたはただ始めればいいのだ。コロンビア大学のアルツハイマー病研究者による次の心強い言葉について考えてみよう。「最晩年においても、何らかの介入によって、認知の予備力を増やし、アルツハイマー病などの加齢に伴う諸問題を減らすことは可能だ」

何かを学ぶのに遅すぎることはないということに、ヘトリンガーも同意してくれるだろう。床に叩きつけるべきなのは、「無理だ」という先入観だ。

Brain Rules ― 4 ― 学ぶのに、あるいは教えるのに、遅すぎるということはない

まとめ

- 脳の記憶は20個から30個のハードディスクドライブを搭載したノートパソコンのようなもので、それぞれのドライブが、特定の種類の記憶を担っている。
- いくつかの記憶システムは他のシステムより速く老化する。ワーキングメモリ（以前は短期記憶と呼んだ）が劇的に衰え、健忘症になることがある。エピソード記憶――人生で経験した出来事の記憶――も衰える傾向にある。
- 手続き記憶――自転車の乗り方や泳ぎ方など――は、年をとっても安定して保たれる。語彙は年をとるとむしろ増える。
- 技能を要する学習は老化に伴う記憶の衰えを抑制することが、科学的に実証されている。

Brain Rules

5

脳をテレビゲームで鍛えよう

第5章

テレビゲームは脳に効く
——認知プロセスを鍛える

この年になると、
しばしば思考の列車がわたしを置き去りにして
駅を出ていってしまう。
——作者不詳

奇妙なことに、一日一日は何も変わらず過ぎていくのに、
振り返ってみると、何もかも様変わりしている。
——作者不詳

『アイ・ラブ・ルーシー』のファンなら、「ビタミータベガミン」という名前は脳に張り付いているはずだ。それは『Lucy Does a TV Commercial（ルーシー、テレビコマーシャルに出る）』（YouTubeにて一見の価値あり）に登場した健康飲料の名前だ。主人公のルシル・ボール

がビタミータベガミンのCMに出演することになり、こちらはそのリハーサルを見ている、というストーリーだ。

三つの認知プロセスが衰えていく

「ハロー、皆さん。わたしはビタミータベガミン・ガールです！」と、ルーシーは満面に笑みを浮かべて話し始める。「皆さんは疲れていたり、だるかったりしませんか？　パーティでくたびれていたり、ひとり浮いていたりしない？　そんな問題をすっかり解決するのが、この小さな1本です！」と、ルーシーは小さな瓶を掲げる。「ビタミータベガミンにはビタミン、ミート、ベジタブル、ミネラルがどっさり入っています」と彼女は続け、スプーン1杯分のビタミータベガミンを飲む。

その後の展開は、コメディ界の伝説となっている。その瓶にはアルコールか何か気分がおかしくなるものが入っているという設定で、撮影が進むにつれて、ルーシーは酔っ払ったようになっていく。注意散漫になり、ろれつが回らず、脚本のことは頭からすっかり消える。やや専門的に言えば、脳の情報処理速度が遅くなり、意思決定力が損なわれた状態だ。

それでもルーシーは続ける。「パーティでくらびれらり、いとりふいていたりするんじゃない？　そうなんでしょう？」。そして奇声をあげ、ふらふらしながらカメラを見つめて、瓶をぽんぽんと叩き、しゃっくりしながら言う。「そんな時には、このちっ、ちっ、ちっちゃな一本。ビッタミン、ニート、メガタブル、ビネラルが入っています！」。「だから、あなたもハッピーでペッピーな皆と一緒に、ビタベーティベーニーミーニーミニーモーの大瓶を買いましょう！」

それから瓶の中味をティースプーンですくおうとするが、うまくすくえず、床にこぼし、結局、瓶からラッパ飲みする。

この「ルーシー、テレビコマーシャルに出る」は、２００９年の『ＴＶガイド』の「テレビ史上最高のエピソード、トップ１００」で、４位にランクインした。

ルーシーの段階的な錯乱は、テレビ史に残るお茶目な教訓というだけではない。研究者に言わせれば、人はだれでも年をとると、この時のルーシーのように、いくつかの認知プロセスが段階的に衰えていく。そのプロセスとは、処理速度、注意力、意思決定力だ。残念ながら原因は、過ぎていく月日であって、アルコールではない。

そう聞くとあなたはがっかりするだろうが、それほど悲観する必要はない。研究により、これらの認知機能は、外部からの介入によってかなり改善できることがわかったのだ。その介入とはコンピュータ・ゲームだ。そうすればあなたは、処理速度、注意力、意思決定力の衰えを遅らせ、回復することさえできる。言うなれば「ルーシー、テレビコマーシャルに出る」を逆再生するようなものだ。想像すると、それもまた面白そうだ。

コンピュータ・ゲームについては後で述べるとして、まず、年をとるとこの三つの認知プロセスで何が起きるかをご説明しよう。

処理速度の衰え——10年に10ミリ秒ずつ遅くなる

最初に扱うテーマは、コンピュータ・オタクにはお馴染みのものだ。つまり、処理速度である。認知神経科学の世界では、それはタスクを実行する速さを指す。

「取り込み—反応—行動」が難しくなる

測定しようとする処理速度の種類によって、タスクは異なる。反射神経の速度は、運動タスクで測り、認知と意思決定の速度は、認知タスクで測る。ここでは、認知速度に焦点を当てたい。認知は3段階に分けることができる。それを実生活の例を用いてご説明しよう。

あなたが騒々しいカクテルパーティに不承不承、参加しているとする。だれかがあなたを捕まえて、お気に入りの孫が大学に入った話を始める。

あなたの認知の第1段階は、「取り込み」だ。それは、情報を理解し、次の処理のために脳へ引き込むことだ。あなたは心の中でこう思うかもしれない。「ああ、あの子のことか。モリーなら知っている」

続く第2段階は、「反応」で、あなたは情報の意味を理解し、しばしば評価もする。「モリーが大学に入ったとは驚きだ」といった具合に。そして最終段階は、それに対する「行動」で、「この情報にどう対応するか」を計画し、実行する。「それは素晴らしいですね」と言って立ち去る、というように。

しかし、年をとるにつれて、この3段階の遂行が徐々に難しくなる。以前は簡単にできただけに、しばしばフラストレーションを覚える。認知の処理速度は小学生の頃から高校生の頃までに劇的に速くなり、大学に入る頃にピークを迎え、卒業する頃から遅くなり始める。40歳をすぎると、その遅れが目立つようになる。20歳以降、処理速度は平均で10年に約10ミリ秒ずつ遅くなっていく。

たいした遅れではないと思うかもしれないが、実は、大幅な遅れだ。と言うのも、高機能の脳と、認知障害を持つ脳の処理速度の差は、わずか100ミリ秒ほどなのだ。記号入れ替えに関するあるテストでは、22歳の人は75歳の人より処理速度が75パーセントも速かった。

誰もがこの下り坂を経験する

残念ながら、この痛ましい下り坂は、関節炎と同じくらい一般的だ。物忘れにまつわる笑い話はさておき、脳の老化を嘆く人は、知らず知らず認知の処理速度の遅れに言及していることが多い。彼らが不安に思うのももっともで、処理速度の低下は、認知の衰えの最大の予測因子なのだ。それが進むと、日常生活に介助が必要となる。ジェロサイエンスは、この危険な下り坂でだれもが同じ道をたどるわけではないことを語るが、だれもが坂を下っていくことに変わりはない。

この下り坂で、あなたはどんな経験をするだろう？　脳が次第に働きにくくなるのを感じる。何らかの問題を解くのが難しくなり、うまく解けたとしても、以前より時間がかかる。刺激が多い状況では、一つの情報に集中しにくくなる。たとえば、騒々しいカクテルパーティで、人の話に耳を傾けるのが次第に難しくなっていく。若い頃は、唇の動きで相手の言いたいことを察したが、それも難しくなる。

そのような変化が起きる理由はいくつも判明しているが、大半は家庭にあるカラフルな電気コードで説明できる。

白質が失われることの危険性

家庭内の電線は、なぜ、さまざまな色のカバーで覆われているのだろう。色が区別に役立つというだけでなく、カバーは絶縁の役割を果たしている。絶縁が必要なのは、電力をある場所から他の場所へ確実に送るためだ。それがなければ、電気は土手のない川のようにふるまうだろう。いたるところで洪水、すなわち漏電が起きる。

高圧電線を想像してみるといい。高圧電線は、絶縁体で覆われておらず、人がそれに触れると感電死する。可燃性の生地なら、触れると燃え出す。しかし、電線が高所にある限り、まわりの空気が十分な絶縁体になるので、問題はない。電線がずいぶん高いところにあるのはそのためだ。低く垂れさがった送電線は、怒ったコブラに対するのと同等の敬意をもって扱わなくてはならない。

触ると感電するわけではないが、ニューロンも絶縁を必要とする。その絶縁体になっているのが白質だ。もっとも、すべてのニューロンが絶縁を必要とするわけではなく、樹状突起、細胞体、軸索終末は、鈍い灰色をしている。

意外でもないが、それらはまとめて灰白質と呼ばれる。子どもの頃の脳は、灰白質が多い。成長するに従って白質が増えていく。そのプロセスは、髄鞘(ミエリン)形成と呼ばれる。ミエリン形成は、25歳頃、ようやく終了する。誕生後の成長スケジュールにおいて、脳がその仕事を終えるのは、他のどの器官よりも後なのだ。

白質がなければ、ニューロンは絶縁体のない電線のようにふるまう。水分の多い脳内で、それはシグナルの喪失と、関連する認知プロセスの鈍化を意味する。処理速度の遅れを含む、多くの老化による衰えの原因は、このニューロンの絶縁体が失われていくことにある。

処理速度はなぜ低下するのか

白質が減少するメカニズム

白質と認知速度低下の背景にある物語は、おなじみの「生まれ」と「育ち」に由来する。「生まれ」について言えば、白質の減少は、前頭葉で起きる。そのメカニズムはよく知られており、当然ながら、詳述する価値がある。

白質はオリゴデンドロサイト（希突起膠細胞）と呼ばれる細胞からなる。オリゴデンドロサイトは、筒をくるむ包装紙のように、ニューロンの軸索を包んでいる。それが死滅し、軸索からはがれることによって、白質は徐々に失われていく。脳はその損傷を修復しようと、代わりのオリゴデンドロサイトを集めるが、この戦略はあまり良くない。年をとるにつれて、オリゴデンドロサイトは性能の劣るコピーにとって代わられ、寄せ集めの二級品になっていく。そのせいで、電気信号をスムーズに伝達できなくなり、処理速度がスローダウンする。

小脳で起こる二つの変化

処理速度が遅くなるもう一つの理由は、わたしたちがまだ検討していない脳領域の変化にある。それは小脳で、脳の下側にくっついたカリフラワーの頭のような部位だ。だがそれは単なるカリフラワーではない。小脳の最もよく知られる機能は、運動の制御だ。小脳がなければ、あなたは、たとえば針に糸を通したいのに、腕を大きく振りまわすようなことになるだろう。

この多才なカリフラワーの機能は、運動の制御だけではない。小脳は言語、注意、気分、処理速度にも関与しているらしい。それらを調べるタスク、特にボタンを押すといった運動を含むタスクでは、その関与がはっきりとわかる。

老化とともに、小脳では、処理速度に影響する二つの変化が起こる。一つは灰白質の縮小だ。もう一つは、遠い場所、たとえば頭頂葉などとのつながりが損なわれることだ。頭頂葉はさまざまな感覚情報の統合を担っているので、その影響は大きい。この二つの変化が、処理速度を遅らせる。前頭葉に関する発見と組み合わせれば、処理速度低下の理由を説明する鮮明な絵が浮かび上がってくる。

風邪でも処理速度は落ちる

加えて、年をとると視覚と聴覚も衰え、そのせいで脳が処理できるデータの量と種類が変わる。甲状腺疾患や心血管疾患などの病気、それに糖尿病も、脳の処理速度を低下させる。呼吸器の感染症（いわゆる風邪）さえ影響する。年をとると一般に免疫力が落ちるので、風邪をひきやすくなり、そのせいで脳の処理速度が落ちやすい、とも言えそうだ。

当然ながら、「生まれ」だけでなく「育て方」も影響する。規則正しい十分な睡眠をとっていなければ、情報処理能力は鈍化する。ストレスもそれを鈍らせる。抗ヒスタミン剤や睡眠剤、ある種の抗うつ剤などもそうだ。再び川にたとえれば、年老いた脳が何らかのタスクに取り組むのは、曲がりくねった泥の川を、小舟で下っていくようなものなのだ。

ここまで処理速度について述べてきた。この先は、それが深く関わっている「注意力」に目を向けよう。

注意力の衰え——タスクの切り替えが難しい

まだ薄暗いシアトルの早朝、わたしはおぼつかない足どりで階段を降りていった。ジュースを飲みたかったので、地下の食品庫（パントリー）へ取りに行ったのだ。途中で、前夜ティーンエイジャーの息子が開いたパーティの残骸に出くわした。わたしは（ある種の）笑みを浮かべて、散乱するピザや紙皿や紙コップを拾い上げ、後で息子と話をしなければ、と思った。

注意をそらせるものを無視できなくなる

地階に降りたわたしは、パントリーの前で動きを止めた。ピュージェット湾の厚い霧に包まれたような気分だった。「何をするつもりで、ここまで来たんだっけ」。まったく思い出せなかった。とぼとぼと上の階へ戻ると、すぐさまジュースがなかったことに気づいた。物忘れがひどくなったものだと、われながらおかしかった。

わたしの記憶に何が起きたのだろう？　若い脳は、いったん目標を設定すれば、途中で邪魔が入っても、それを完遂できる。だが、老いた脳は、そのような注意をそらせるものを無視しにくくなる。ピザを見た途端にジュースのことを忘れたのは、典型的な老化現象だ。

この脳のしゃっくりについては、何がわかっているのだろう。それについて調べるのに、科学者は「カウンタータスク・テスト」を用いる。注意をそらすものを無視する能力は、若い頃（平均26歳）は82パーセントだが、老齢期（平均67歳）には56パーセントまで低下する。それがパントリーでわたしに起きたことだ。

わたしはピザが散乱する戦闘地帯に気を取られ、ジュースのことをすっかり忘れてしまった。興味深いことに、そうなった原因は、集中できないことではない。高齢者は若者と同じように、ひょっとするとそれ以上に、タスクに集中できる。原因は、注意をそらせるものを無視できなくなることなのだ。

公正を期して言えば、「ルーム・アムネシア（部屋がもたらす物忘れ）」（科学者はこのタイプの物忘れをそう呼ぶ）は何歳でも起きる。この記憶喪失は、「出来事の境界線」と呼ばれるものと関係がある。「戸口が悪いのです。なんとしてでも戸口を避けなさい」と、その現象を20年以上研究してきたノートルダム大学の心理学者、ガブリエル・ラドヴァンスキーは言う。

マルチタスク能力のピークは大学2年生

地下室で起きたことは、ジュースをとりにいくという一つの仕事が中断された例だった。では、二つの仕事を同時に行うことについてはどうだろう？　そのような同時性はしばしば（間違って）マルチタスクと呼ばれるが、科学者はもっと適切な用語である「分割注意」を使う。なぜなら、複数の仕事をする時、わたしたちはそれらを同時に行っているわけではなく、注意を向ける先を切り替えているからだ。

この切り替えは、年をとるにつれて難しくなる。特に、スピーディな切り替えは、高齢者には非常に難しい。悲しいことにこの能力は、大学2年生をピークに下がり続ける。高い集中力を要するタスクの場合は、なおさらだ。

分割注意を測定する方法は多い。その一つは、あなたがパソコンの画面に集中している時に、画面から離れたところにいるだれかが、別のことに注意を払うよう指示する、というものだ。ニュースキャスターにはありがちな状況だ。ニュースを読もうとしているのに、短気なディレクターがイヤホンで別の指示を送ってくるというのは実験の設定として完璧だ。仕事が複雑になればなるほど、老化した脳がそれについていくのは難しくなる。

マルチタスクは神話にすぎない

科学者はずいぶん前から、マルチタスクが神話にすぎないことを知っている。どんな脳でも、集中を要する二つの目標を同時に追うことはできない。脳が複数の目標を追跡する唯一の方法は、タスクを切り替えることだ。科学者が測定するのは、その切り替えの速度だ。そして結論は、高齢者はこれがきわめて下手、ということだ。そのスピードの低下は、前述した処理速度の低下と似たり寄ったりだ。

それを説明する最適の例は、あなたのおばあさんの車の運転だろう。おばあさんは高速道路で車線変更しようとして、隣の車にぶつかりそうになる。すぐ前をいく車の減速に気をとられたからだ。並列駐車では、隣の車との間隔を見誤るし、雨の日には、フロントガラスに落ちる雨粒に気をとられたりもする。こうした注意散漫はすべて有害だ。

処理速度も助けにならない。脳は、より遅いギアにシフトしていくにつれて、運転に伴うタスクの多さに圧倒され、窒息し始める。高速道路には、高齢ドライバーを救ってくれる認知のハイムリック法（窒息しかけた人を救う応急処置）はないので、処理速度の低下は生命の危機につながる。高齢者が運転をやめる主な理由はそこにある。あなたは運転を続けたくても、脳はそれを続けたくないのだ。

ここまでは、情報処理速度と注意力について見てきた。ここからは、その両方に関わるプロセス、すなわち意思決定について見ていこう。

意思決定の衰え――問題解決能力の低下

ヴィルヘルム・ヴントは、あなたが名前を聞いたことのない科学者の中で最も影響力のある科学者だろう。1920年に亡くなったが、彼の洞察の数々はいまだに大きな影響力を持っている。このセクションでは、彼の洞察の一つである、感情に基づく意思決定と、そのシステムの老化について語ろう。

ヴントによる、感情に基づく意思決定

ヴントはやせっぽちで孤独な、目立たない子どもだった。学校の成績はとても悪く、先生から郵便配達員になることを勧められた。しかし、何らかの奇跡で医学校に入学したのを機に、すべてが変わった。彼は生理学に強い関心を抱き、学究的な人生には、さらに強い関心を抱いた。それらにすっかり夢中になった彼は、人間の行動の研究に乗り出し、以来65年にわたって研究に没頭し、ついには近代心理学の父と呼ばれるまでになった。

彼が掲げる光明を追うようにして、多くの学生が心理学の道へと進んだ。中には、きわめて重要な研究を行った人もいるし、おそらくあなたは名前を聞いたこともない人もいるだろう。児童心理学の創始者、G・スタンレー・ホールや、エドワード・ティチェナーといった著名な

学者も含まれる。ティチェナーは、「共感」(empathy)という言葉の生みの親だ。

　ヴントの金メダル級の洞察の一つは、「覚醒(arousal)」という概念と、それが意思決定に果たす役割に関するものだ。二つの選択肢から一つを選ぶ時、わたしたちは感受した刺激の良し悪しに基づいてそれらを評価する。何らかの刺激を受けて、脳がプラスの方向へ覚醒すると、わたしたちはそちらへ傾き、脳がマイナスの方向へ覚醒すると、わたしたちはその刺激を避けようとする。

　このシンプルな、接近か回避かの選択を土台として、わたしたちは、より複雑な意思決定をしている。接近・回避選択が意思決定の唯一の方法というわけではないが、このモデルは意思決定の多くを説明する。わたしがここで接近・回避選択に言及するのは、それが加齢の影響を受けるからだ。意思決定能力は、年をとるにつれて衰えていく。

　この衰えについて、あなたはもうご存じのはずだ。なぜなら、加齢に伴う接近動機づけから回避動機づけへの移行(第2章)と、ロンドンの偽物の恋人(第2章)のところで、すでに言及しているからだ。しかし、意思決定におけるそのような衰えは、より大きな喪失の一部にすぎないことを、研究者らは発見した。その喪失とは、「流動性知能」の崩壊である。

75歳までにほぼ40パーセント低下する

流動性知能とは、おおまかに言うと問題解決能力のことだ。具体的には、あなたの個人的経験とは無関係の課題（計算力や暗記力などを問うもの）を把握し、処理し、解決する能力を意味する。ある研究論文に記されているとおり、流動性知能には「新しい情報を柔軟に生成し、変換し、操作する能力」が含まれる。

情報は、少なくともそれを操作している間は、揮発性メモリ［電源を切ると消えてしまうメモリ］のバッファ［保存場所］に保存しておく必要があるため、流動性知能ではワーキングメモリが何らかの役割を果たしていそうだと、あなたは推測するかもしれない。研究の結果は、それが正しいことを示唆する。流動性知能とワーキングメモリは深く関わっており、互いに影響しあっているらしいのだ。そしてすでに見てきたとおり、ワーキングメモリの能力は、年をとると低下する。

流動性知能はその有能な相棒である結晶性知能とよく比較される。結晶性知能は、「経験や学習によって蓄積したデータベースから必要な情報を引き出す能力」と定義される。先に述べたとおり、記憶システムの中には年をとっても損なわれないものがあり、結晶性知能はその一つだ。測定の方法にもよるが、結晶性知能は生涯を通じてほぼ一定に保たれる。

だが、流動性知能はそうではない。一般的な流動性知能のスコアは、20歳をピークとして75歳までの間にほぼ40パーセント低下する。そのため、流動性知能を利用する意思決定能力も、年をとると衰えていく。その意思決定には、さまざまな情報源からの同時入力が必要な決定も含まれる（ワーキングメモリの方も加齢とともに衰えるので、助けにはならない）。流動性知能は、接近・回避選択にも関わっている。したがって、ここでヴントの覚醒のアイデアについて説明するのは、筋が通っているだろう。

AIMフレームワーク

以上のすべては、イエール大学の研究者がＡＩＭ（affect-integration-motivation：影響統合動機）フレームワークと呼ぶ神経ネットワークで進行する。このフレームワークは、二つの異なる機能を果たす複数の脳領域の相互作用からなる。その二つとは、主観的覚醒と流動性知能だ。

ＡＩＭでは、側坐核がプラスの覚醒をコントロールし（側坐核は楽しい気分や常習行為に関与している）、島皮質がマイナスの覚醒をコントロールする（島皮質は嫌悪感や、高齢者集団の「だまされやすさ」に関与している）。このシステムの一部は老化によって損なわれる。前述のとおり、若者の島皮質はマイナスの覚醒を感じると大いに活性化するが、高齢者のそれは活性化しにくいのだ。

新たな学習も老化の影響を受ける。最近学んだ情報に基づく意思決定が必要とされる課題を、高齢者はあまりうまくこなせない。同時に入力される情報が多ければ多いほど、結果は悪くなる。その原因も、ＡＩＭの劣化にある。ＡＩＭは、前頭前皮質（ＰＦＣ）と側頭葉の特別なニューロンを活性化することで流動性知能と意思決定をコントロールしている。ＰＦＣは本来、あらゆる脳領域とコミュニケーションをとっているが、年をとると、側坐核との交信をやめる。この絶交のせいで、脳は新しい情報の処理も、古い情報のアップデートもできなくなる。ワーキングメモリの衰えにも原因はあるが、PFCはワーキングメモリにも関わっている。つまり、脳回路についての話は、思うほど複雑ではないのだ。

高齢者は意思決定に加わるべきでない？

以上のことが意味するのは、高齢者は意思決定に関わるべきではない、ということだろうか。決してそうではない。かなり前に習得した情報を必要とする仕事（つまり、結晶性知能を用いる仕事）では、高齢者は若い集団と同様にうまくやれるのだ。

ここで、スティーヴン・スピルバーグの古典的映画『未知との遭遇』（１９７７年）の初めの方の一シーンをご紹介しよう。

その場面は、航空交通管制センターから始まる。白髪交じりの管制官の早口の、しかし抑制した声が響く。彼はレーダースクリーンの前に座り、危機的な状況に対処しようとしている。複数の航空機がＵＦＯの妨害を受けて空中衝突しそうになっているのだ。そうなれば数百名の生命が失われる。緊張が高まるにつれて、この管制官のまわりに同僚が集まる。彼らは興奮気味にしゃべり、騒音を立て、状況をますます混乱させる。突然、緊急ブザーが鳴り、衝突が差し迫ったと警告する。

高齢の管制官は、無神経で騒々しい同僚たちに怒りを覚えるはずだ、とあなたは思うだろう。少なくとも、気が散ったり、いらだったりしただろう、と。しかし、この管制官は違った。彼はクエイルード（鎮静剤）のように冷静だった。そして、厳然たる態度で一連の指示を下し、全員を落ち着かせ、危機を回避した。このシーンの最後に彼は、パイロットのひとりに平然と尋ねる。「TWA517、UFOについて何か報告がありますか？」と。まるで、朝食は何だったかと尋ねるような調子だ。パイロットは答えなかった。

この極度にプロフェッショナルな人の心の中では、何が起きていたのだろう？　なぜ彼は、かくも冷静に一連の決断を下すことができたのだろう？　ここまでに語ってきた、年をとると同時に複数の意思決定をする能力が衰える、というデータとは矛盾するように思える。しかし、これは単なるハリウッドの魔法ではない。

人々を窮地から救ったその管制官は、レーダーに不慣れな青二才ではなかった。彼は経験豊かなプロフェッショナルで、堅牢な認知の筋肉をフル装備していた。驚くにはあたらない。この仕事は1日8時間、彼に精神のトレーニングに励むことを求め、彼はこの職場に来るたびに、脳の特別な領域を鍛えていたのだ。

たとえ知力が低下していたとしても、彼の管制官としての才覚はその部屋にいるだれよりも優れていた。これは生まれと育ち方が影響しあった好例である。

「ゲームで脳トレ」は可能である

とは言うものの、認知機能を高めるのに、レーダースクリーンの前で1日中スフィンクスのように座っている必要はない。集中力は家でも鍛えられることが、研究によって明らかになってきた。やはりスクリーンは必要だが、飛行場は要らない。テレビゲームがあれば十分だ。そう、まさにそのとおり。テレビゲームだ。高齢者にとってそれは格好の脳トレ（BTP）になる。

脳トレ効果をうたう怪しげな研究はあふれている

数年前なら、わたしがこんなことを書くとはあなたは思いもしなかっただろう。それにはもっともな理由がある。ルーモス・ラボという企業と、同社が開発した脳トレプログラム「ルモシティ」をご存じだろうか？

数年前、同社はゲーム形式の脳トレを1日にわずか数分するだけで、65歳以上の人々の認知機能を破壊する怪物を撃退できる、と主張した。その怪物には、記憶喪失、認知症、さらにはアルツハイマー病までもが含まれた。しかし、詳しく調べたところ、そのゲームにそんな効果はないことがわかった。

連邦取引委員会（FTC）は、公衆を欺いたとして同社を摘発し、5000万ドルの罰金を科した（後に罰金は200万ドルに減額された）。FTCは同社に、顧客への迅速な返金も命じた。それは巷にあふれる脳トレ商品の「一斉取り締まり」の一環だった。ADHDの改善をうたった「ジャングル・レンジャー」や、深刻な認知機能障害が治ると主張した「ラーニングRX」も同様の高い代償を支払うことになった。

当時は、脳トレ効果をうたう怪しげな研究が、インフルエンザ並みに巷にあふれていた。しかし有望な研究もあった。まもなく、対立する二つの陣営に、信頼できる科学者たちが集結した（科学において意見の対立は、真剣な関与と、その分野の発展を示唆する）。この2グループについて考えてみよう。

FTCによるルーモス・ラボ摘発の前年、最初のグループ（70人強の科学者からなる）は、「脳トレ」は「でたらめ」だとする陳情書に署名した。それにはこう書かれていた。「ブレイン・ゲームは認知機能の低下を遅らせ、衰えた認知機能を回復させる方法を提供し、それには科学的根拠がある、という主張に、わたしたちは異議を唱える。現時点で、説得力のある科学的証拠は示されていない」

認知トレーニングに効果あり

それに対して、著名な神経科学者マイケル・メルゼニッチが率いる対抗グループ（120人強の科学者からなる）は、こう反駁した。「ブレイン・ゲームが普通の人をシェイクスピアやアインシュタインに変えるとはだれも言っていない。加えて、コンピュータ・ベースの認知トレーニングが特定の集団に恩恵をもたらすという証拠は多い。最もよく知られる効果は、高齢者が自動車事故を起こすリスクを半減させるというものだ」

こちらの陣営の研究者は、懐疑論者たちはただ有害なだけでなく無知でもある、と非難した。彼らが挙げる証拠の一つは、ゲームと評価ツールをうまく設計すれば効果は容易に検証できる、と主張する研究論文の山だった。数百もの研究が、脳トレには認知的な恩恵があると結論づけた、と彼らは言う。

彼らの大半は、ＦＴＣが数社を摘発したことに賛成だったが、認知トレーニングという誕生して間もない科学を、単にそれが未熟だからという理由で無視するのは、未熟すぎる、と批判した。

その後、より上質な研究がいくつも行われてきた。それらのデータには明らかな傾向が見られ、ほとんどは認知トレーニングの効果を認めている。このような評価の変遷も、科学の魅力の一つだ。科学は、科学者の自尊心を膨らませたり萎（しぼ）ませたりしながら、多くの議論と傷心を経て、徐々にコンセンサスを形成していくものだ。

いくつかのプログラムはいっそうの研究が必要であり、また、いずれの研究についてもより多くの証拠がほしいところだが、この若い科学が成熟の兆しを見せているのは確かだ。ルーモス・ラボも成長した。現在では、「人間の認知をより深く理解すること」を自らの使命とし、研究の前途を語る。この先の数ページでは、いくつかの脳トレゲームを紹介しよう。いずれも厳しい査読の一斉射撃を受けて血まみれになりながら、生き延びてきた猛者(もさ)だ。

うまく設計された脳トレとは

初めて経験したテレビゲームのことは、初恋の相手のように懐かしく思える。それは『ポン』という名で、ゲーム機はボウリング場の隅に設置されていた。『ポン』は卓球の電子版にすぎなかったが、わたしはそのゲームに夢中になった。やがてわたしはそれを卒業し、もっと複雑なゲームをするようになった。

次に夢中になったのは『ミスト』というパズルアドベンチャーゲームだ。こんなことをお話しするのは、テレビゲームに関してわたしの評価には大いにバイアスがかかっていることをお断りしておくためだ。幸い、脳トレゲームの推奨に関しては、数多くの独立した証拠がある。

「遠い移転」効果を持つのが良いゲーム

現在の脳トレは『ポン』と同じくらい単純だが、それには科学的な理由がある。単純、すなわち複雑でないことは、コントロールできない変数が少ないことを意味する。それらのゲームでは数も答えもはっきりしている。「遠い移転」をもたらすには、その方が良いのだ［「遠い移転とは、ある学習が、別の分野でのパフォーマンスに良い効果をもたらすこと」。

　しかし、あまりうまく設計されていない脳トレは（大半の脳トレがそうだが）、一つの技能しか向上させない。それは、そのゲームをする技能だ。こちらは「近い移転」［「近い分野でのパフォーマンスへの効果」と呼ばれる。あなたが脳トレに求めるのは、ゲームとは無関係の認知機能（たとえば情報処理能力や記憶力）の向上、すなわち「遠い移転」であるはずだ。

　それについて、うれしいニュースがある。研究所が設計したいくつかのシンプルなゲームを、指示どおりのやり方で行うと、認知への強力な「遠い移転」効果が得られることがわかったのだ。

　ここで、単純な処理速度を高めるゲームを使った、よく考えられた研究を紹介したい。想像してみよう。あなたはコンピュータ画面の前にいる。画面には突然、二つの画像が現れ、すぐ消える。一つは画面中央、もう一つは横の方に現れる。あなたのタスクは、それらに関する質問に答えることだ。中央に現れたのは何か？　横に現れたのは何か？　横に現れた画像は、実際のところ、どこに現れたのか？

　ゲームの常で、正解すればするほど、内容は難しくなっていく。画像が現れる時間は短くなり、気を散らす厄介な画像も出てくる。そうしながら、あなたの答える速度と正確さが計測される。

処理速度ゲームには、認知症を防ぐ効果も

ジョンズ・ホプキンズ大学とニューイングランド研究所のグループは、このゲームには処理速度を向上させるだけでなく、認知症を防ぐ効果もあるのではないか、と考えた。それはあなたが得られる最も「遠い」移転だ。

研究者は被験者として、認知的に健康な平均年齢74歳の高齢者を集めた。この実験は、ACTIVE（Advanced Cognitive Training for Independent and Vital Elderly：自立した元気な高齢者のための上級認知トレーニング）と命名された。

被験者は無作為に四つのグループに分けられた。1グループは何もせず（対照群）、1グループは、記憶力を改善するトレーニングを行い、1グループは、論理的思考のトレーニングを行った。そして残り1グループは、処理速度ゲームを10セッション行った。各回はおよそ1時間で、5、6週間にわたって10回行った（さらに、無作為抽出した被験者に、1年後と3年後の追加「強化」を行った）。その後10年間、研究者は何もせず、被験者が80代半ばになるのを待った。そして認知症の兆候を調べた。

結果は衝撃的だった。処理速度ゲームを行ったグループでは、10年後に認知症になる確率が他のグループより48パーセントも低かった。実に驚かされる。被験者がゲームをした時間は合計で24時間にも満たなかったが、その効果は10年後まで及んだのだ。まさに「遠い移転」である。かたや記憶力を改善するトレーニングを受けたグループの記憶力は、改善されていなかった。

つまり、そのトレーニングは時間の無駄だったのだ。これはゲームの効果をはっきりと浮き彫りにする。

ワーキングメモリも改善

この結果は、まだ他の実験では再現されていないが、それでも驚くべき効果だ。しかもこれは、研究者が「遠い移転」の効果を確認した最初の実験ではなかった。

その数年前に、メイヨー・クリニックのグループが、同じく処理速度ゲームの聴覚バージョンを用いた実験を行った。被験者は、二つの画像の代わりに、続けて再生される二つの音を聞き分けることを求められた。その二音は、高さが異なる同じ単語や、発音が似た別の単語（たとえば、sipとslip）だった。成績が向上するにつれて、音の間隔は短くなっていった。被験者はこれを1日1時間、週に5日、8週間にわたって行った。

この実験でも、同様の強力な「遠い移転」効果が観察された。処理速度が速くなると、記憶力が向上した。処理速度に関しては、トレーニングをした被験者は、トレーニングを受けない対照群の2倍の速さで反応した。グレン・スミス博士は被験者のワーキングメモリを、RBANS（神経心理状態反復性バッテリー）で調べた。彼女によれば、「実験グループは対照群に比べて、これらのスキルが大幅に、およそ2倍も、向上した」

『ビープ・シーカー』――音のゲームの効果

カリフォルニア大学サンフランシスコ校で開発された『ビープ・シーカー』と呼ばれる音のゲームも、ワーキングメモリを向上させる。このゲームでは、まず目標とする音を記憶し、次に一連の音を聞く。目標の音が聞こえたら、ボタンを押す。これは思うより難しく、そのうえ、うまくなればなるほど、目標の音によく似た紛らわしい音が増えていく。

『ビープ・シーカー』を使う研究者は、音の認知に関心を寄せているわけではない。彼らの関心は、注意力の散漫さ、集中、そして「遠い移転」の効果にある。このトレーニングによって、一見無関係に思える認知プロセスを改善することができるだろうか。他の領域の注意力はどうだろう。ワーキングメモリは改善するのか。幸いなことに答えはすべて「イエス」だ。

ワーキングメモリに関するあるテストでは、被験者の成績はプラス0・75（良好）であったのに対して、トレーニングを受けなかった対照群はマイナス0・25（悪い）だった。動物を使って同様の実験が行われた。動物たちにも「遠い移転」の効果が認められた。

となれば、わたしたちは、研究者の指示どおりにテレビゲームを始めるべきなのだろうか？確かにそのとおりだ。グレン・スミスが使ったゲームは、ポジット・サイエンス社が開発したもので、市販されている。他にもいろいろあるはずだ。詳しくは、本書のウェブサイトwww.brainrules.netをご覧いただきたい。

わたしは本章の執筆に先立ち、自分が若い頃に人気だった業務用ゲームのオンライン版で遊んだ（熱心な研究者であるわたしは科学への献身を厭わない！）。

『ニューロ・レーサー』の「遠い移転」効果

脳活動が、はるかに若いパターンに移行

そのゲームとは、アタリ社の『ナイト・ドライバー』だ。今でも楽しめるゲームだが、その魅力は主に単純さにある。ハンドルを握って、黒い画面を見つめると、すぐ「ハイウェイ」が現れる。曲がりくねったハイウェイでドライブするのがあなたのタスクだ。

と言っても、ハイウェイが存在するわけではなく、その映像すらない。画面には路肩の反射板を思わせる白い長方形が2列並んでいるだけだ。それが画面の上から下へ流れるように動くので、夜のハイウェイを走っているような気分になる。

あなたは反射板の間を走り続ける。ゲームが進むにつれて反射板はいっそう速く流れていく。その一番の魅力は何かと言うと、『ナイト・ドライバー』に似たテレビゲームが、認知の衰えを遅らせることが実験によって示されたことだ。

『ネイチャー』誌で報じられたように、カリフォルニア大学サンフランシスコ校の科学者たち

は『ニューロ・レーサー』というゲームを開発した。『ナイト・ドライバー』の三次元・昼バージョンのようなゲームだ。被験者はバーチャルの車を運転し、風景の中を走っていく。運転中にさまざまな大きさや形の標識が突然現れる。孫たちはたぶん喜ぶだろう。と言うのも、運転者のタスクは、そのうちのいくつか、特定の大きさと形のものだけを、撃ち落とすことなのだ。

被験者はそのゲームをする前に、注意状態（タスクの切り替えなど）とワーキングメモリの能力を調べる一連のテストを受けた。またゲーム中には、ＥＥＧ（脳波計）を装着した。ＥＥＧは外部刺激に対する脳の電気的活動を計測する機械だ。研究者らは、前頭前皮質の活動に注目した。

高齢者（平均年齢73歳）のグループは、自由にゲームをするよう指示され、４週間にわたって、ゲームを楽しんだ。脳活動は定期的に計測され、１カ月後に認知力を再び調べた。対照群はそのゲームをしない22歳の若者たちだ。

すると、目を見張るような結果が出た。

まずは、興味をそそる「遠い移転」が見つかった。特に前頭前皮質において、脳活動が「はるかに若い」パターンへと移行した。まるで脳がメンタルのジムでウェイトリフティングをして、自らを鍛えたかのようだった。事前、事後の行動分析の結果は、脳の強化を裏づけた。「注意をそらすものを伴うワーキングメモリ」のテストでは、成績が劇的に向上した（テレビゲームをしたグループはプラス１００、ゲームをしなかった対照群はマイナス１００）。「注意をそらすものを伴わないワーキングメモリ」のテストや、注意変数テスト（ＴＯＶＡ）でも同様の結果が得られた。

6カ月後になっても効果は持続

効果の安定性に関しても重大な発見があった。その効果は、6カ月後でも観察できた。そのゲームをやめてから半年たった高齢者は、依然として22歳の対照群に勝ったのだ！『ネイチャー』誌にはこう書かれている。「（これらの発見は、）特別に設計されたテレビゲームによって、生涯にわたる認知機能とその土台となる神経メカニズムを測定・評価し、なおかつ認知機能を強化することが可能であることを示す最初の証拠になる」

『ニューロ・レーサー』開発チームのリーダーであるアダム・ガザーリーは、そのゲームが「世界で初めて病院で処方されるテレビゲーム」になるかもしれない、と熱く語る。そうなれば非常に喜ばしい。注意力が加齢とともに衰えることは、何年も前からわかっているが、テレビゲームに取り組んだ人々から得た大量のデータは、年をとれば必ず注意力が衰えるわけではないことを示唆する。それがわかったのは、被験者が握った電気パドルや、頭に装着した電極等々のテクノロジーのおかげだ。

ゲームも楽しい支流になりうる

しかし、だれもがこれらの発見を手放しで喜んでいるわけではない。批判も多く、その対象は、サンプルの規模（被験者の人数）から、現実の世界との関連性（このことは、地下室までジュースをとりにきたことを思い出す助けになるだろうか？）までさまざまだ。そうした批判はもっともだが、致命的なものではない。断言するにはもっと多くの研究が必要だという、よくある警告の一部と見なしていいだろう。

序章で紹介したデイビッド・アッテンボローによる、数多くの小さな支流がやがてアマゾンの堂々たる大河になるという話を思い出そう。脳の注意状態がアマゾン川だとしたら、ここまで述べてきたすべてがその流れを作る支流だ。つまり、多くの友人、少ないストレス、膨大な書籍から学ぶこと。わたしの考えを言わせてもらえば、テレビゲームはその最も楽しい支流になるかもしれない。もっとも、これから見ていくように、楽しい支流は一つではない。

Brain Rules

5 — 脳をテレビゲームで鍛えよう

まとめ

- 処理速度、すなわち脳が外部刺激を取り込み、処理し、反応する速度は、年をとるにつれて遅くなる。それは認知の衰えを最も的確に予測する因子だ。
- タスクの切り替えは年をとると難しくなる。その結果、年をとるにつれて、気が散りやすくなる。
- 『ニューロ・レーサー』などの特別に設計されたテレビゲームは、（注意をそらすものがある場合も、ない場合も）高齢者のワーキングメモリを改善する。ゲームをした高齢者は、ゲームをしていない22歳の若者より、注意変数テスト（ＴＯＶＡ）の成績が良かった。

Brain Rules — 6 —

「わたしはアルツハイマー病になったのか？」と疑う前に、探すべき10の兆候

第6章

アルツハイマー病の（今わかっている）すべてを語ろう

じきに、世界には二種類の人間しかいなくなるだろう。
アルツハイマー病の人と、
だれかがアルツハイマー病になったことを知る人だ。
——メフメト・オズ博士

年をとってすっかり衰えるまで友だちでいよう。
その頃には、新しい友だちになるだろう。
——匿名

アウグステ・データーは明らかに問題を抱えていた。亡くなるまでの数年間、彼女は精神科で過ごし、夜になると、シーツを引きずって病院のまわりを歩きまわり、だれに対してでもなく、何時間も怒鳴り続けた。体は弱っていたが、攻撃する力は残っていて、周囲の人々にとって危険な存在だった。彼女の精神は混乱し、感情も混乱していた。問診の様子を医師が録音している。

アロイス・アルツハイマーの発見

テープは医師の、「お名前は？」という質問から始まる。「アウグステ」と彼女は返す。「ご主人のお名前は？」と訊かれると、彼女は一瞬、口ごもる。そして、「確か、アウグステです」と言う。「ご主人のお名前は？」と医師は繰り返す。「ああ、夫のことね」と彼女は言うが、質問の意味がわかっていない。

医師は続ける。「お住まいは？」。この質問に彼女は驚く。「いらしたことがありましたのね？」。大きな声だ。「結婚していらっしゃいますか？」。医師は訊く。アウグステはためらい、「なんだか混乱しているの」と漏らす。会話がちぐはぐになっていることを察し、ある時点で、「悪く思わないでね」と言う。

医師は質問を続ける。「今、どこにいますか？」。アウグステは、別のことを訊かれたかのように、こう返す。「そこに住むつもりです」

アウグステは精神疾患の患者として、ドイツ、フランクフルトの精神科に収容されていた。しかし、彼女を問診したのは、普通の医師ではなかった。名前はアロイス・アルツハイマー。

この医師が記録していたのは、彼の名前を冠することになる病気を診断された、最初の患者との対話だった。

アウグステ・データーは1906年に亡くなり、アルツハイマーは許可を得て、彼女の脳を詳しく調べた。そして、後にアルツハイマー病の特徴と見なされるようになる奇妙な繊維［アミロイド繊維］と、脳をリブアイ・ステーキのような霜降り状態にしていた、さらに奇妙なプラーク［アミロイド斑：アミロイド繊維が集まったもの］を発見した。この損傷は、当時「初老期認知症」と呼ばれていた彼女の病状を説明した。

現在わかっていることのすべてを語ろう

その病気が引き起こす恐怖は、今日まで続いている。「わたしはアルツハイマー病なのか？」という問いは、すべての高齢者にとって最も不安を掻き立てられる問いだろう。その恐怖に取り憑かれた脳は、あなたが失言したり、携帯電話をなくしたり、親しい人の名前を忘れたりするたびに、お前はアルツハイマー病ではないのか、と問い詰める。

また、この問いは、患者だけでなく、臨床医や研究者もいらいらさせる。と言うのも、答えがはっきりしないからだ。加齢による衰えと脳の異常な病気の区別は、この分野が直面する課題の一つだ。この病気は高齢の患者にとって最大の懸念なので、診断が難しいことはいっそう悩ましい。

本章では、現在、アルツハイマー病についてわかっていることのすべてを語ろう。この病気をどうやって見つけるか、軽度の認知障害とどのように区別するか。さらには、修道女に関する素晴らしい研究からわかったこともお知らせする。もっとも、修道女と言っても、『サウンド・オブ・ミュージック』のような美しい物語ではないことをお断りしておく。

今のところアルツハイマー病などの認知症については、それが実際にどのような病気かという定義すらできていないが、その進歩の遅さを多くの研究者が喜んでいないことだけは確かだ。

軽度の認知障害として気をつけるべきこと

正常な状態と心配な状態との間には、どっちつかずの領域がある。臨床医はそれを「軽度認知障害」（MCI）と呼ぶ。それはほぼ常に累積的で、気づかないうちに始まり、やがて勢いづくこともあれば、そうならないこともある。今のところ、臨床医がアドバイスの基準にできるようなテストは存在しない。そのせいで軽度認知障害には多くのタイプがあり、わたしたち専門家は、どうにかしてそれらを区別しようとしているところだ。

メイヨー・クリニックのリスト

軽度認知障害になってから亡くなった人々（軽度認知症のせいで亡くなったわけではない）

の脳を調べると、血管にごく小さな穴が何千とあいている人がいる。軽い脳卒中の状態だ。アルツハイマー病の初期段階の人もいて、典型的なプラークが蓄積し始めている。パーキンソン病やレビー小体型認知症の前段階らしい人もいる（これらの病気については、後で触れよう）。その一方で、明らかに軽度の認知障害だったのに、解剖してみると脳は健康そのもので、病気の兆候がまったく見られない人もいる。

では、わたしたちは何をすべきなのだろう？　現在、65歳以上の人の10から20パーセントが軽度の認知障害だとされている。そこから始めて、アルツハイマー病へと進んでいこう。脳が典型的な老化現象から本物の病気に移行したことを示す行動や症状は、どのようなものだろう。多くの医院では、気をつけるべき行動のリストを提供しているが、おそらく最善のものはメイヨー・クリニックのリストだ。それは「気をつけるべきこと」を、「認知」と「感情」というおなじみの二つのカテゴリーに分けている。

認知面での問題行動

車の鍵を忘れる。約束を忘れる。一連の思考をよく忘れる。記憶におけるこれらの変化は「健忘型軽度認知障害」と呼ばれる。「非健忘型軽度認知障害」では、よく知っているはずの場所で道に迷うようになる。簡単な意思決定ができなくなる。一つの課題をやり終えるのに必要な作業や、かかる時間がわからなくなる。

感情面での問題行動

行動が次第に、社会的に「不適切」になる。衝動的になり、落ち着きがなくなり、判断力が弱まる。これらの症状には、うつ病や不安と同じように精神の健康問題が伴う。

いつ、それを障害として認めるべきか

これらは、ここまで見てきた加齢による変化とどう違うのだろう。表面的には同じだ。それを区別する重大な要因になるのは、メイヨーのリストの「友だちや愛する人が、あなたの変化に気づき始める」という項目かもしれない。当初、彼らの目にはあなたは日々のタスクをうまくこなしているように見える（それこそが認知症ではなく軽度認知障害と診断される理由だ）。しかし、あなたは明らかに、一つ以上の問題を抱えている。それらをあなたはしばらくの間、隠せるだろう。最も洞察力のある家族の目さえ欺いて。しかし症状が進むと、ごまかしはきかなくなる。身近な人があなたの認知の亀裂に気づいた時が、障害を障害と認めるべき時だ。

あなたは何をするべきだろう。もし、あなたや家族にこれらの症状が見られるのであれば、まずはかかりつけ医に当たるといいだろう。多くのクリニックが最初に見るのは、精神状態や気分（情緒）で、おそらく神経学的検査をするだろうし、反射、バランス、さまざまな感覚能力についても調べるだろう。そして必ずと言っていいほど、その医師は、脳卒中にならないよう生活習慣に気をつけなさい、と助言するはずだ。

だがここに厄介だが少々喜ばしい知らせがある。それは、症状がそれ以上進まない人もいることだ。彼らは軽度認知障害があっても幸せに長生きする。イギリスの小説に登場するような、風変わりなおばあさんやおじいさんになるだけだ。

もちろんそれ以外の人々は、最初は軽度認知障害ですんでいても、ある程度期間がたつと、症状が目に見えて悪化し、他の症状が出始める。日常生活に差し支えるようになった時点で、診断は軽度認知障害から認知症へと進む。そういうわけで、軽度認知障害は、嵐の襲来を前もって知らせる予言者と見なせる。いや、むしろそれ自体がやがて嵐になるのだろう。

認知症には三つの原因がある

わたしは大学時代からコメディアンのロビン・ウィリアムズに大いに笑わされてきた。声の演技だけでも、笑い転げた（たとえば映画『アラジン』で彼が声優を務めたジーニーの歌は絶妙だった）。それは、わたしだけではない。トークショーに彼が登場すると、観客の期待は防衛態勢レベルにまで高まった。ウィリアムズのコメディアン魂はいつでも爆発する準備が整っていた。彼が亡くなってから長くたつが、人々の心にはぽっかりと大きな穴があいたままだ。

ウィリアムズは、自殺の数カ月前にパーキンソン病と診断された。検屍の結果、他のものも見つかった。彼はレビー小体型認知症も患っていたのだ。その病気は、軽度の認知障害から始まる。
認知症の中でも最も凶悪な病はアルツハイマー病で、高齢者の認知症の80パーセントはそれが原因だ。しかし、認知症の原因はそれだけではない。これからその三つについて説明しよう。まずはウィリアムズを倒したものからだ。

レビー小体型認知症

レビー小体型認知症は、珍しい病気ではない。アメリカではアルツハイマーに次いで2番目に多い認知症で、認知症の15～35パーセントを占めるとされる。その名前は、ドイツ生まれの神経学者フレデリック・レビーに因むものだ。

彼は「老衰」で亡くなった人のニューロンのまわりにある黒い小さな斑点を最初に発見した。今では、それらの斑点（レビー小体）は、αシヌクレイン（タンパク質の一種）の異常な蓄積であることがわかっている。この病気の症状には、睡眠障害、運動のアンバランス、記憶喪失、幻視、それにアルツハイマー病のような行動が含まれる。

このタンパク質の塊がなぜ認知症を引き起こすのかはわからない。治療法もわからないし、この病気になる原因もわからない。そのようにわからないことだらけなので、専門家はこの病気の原因を「突発性」と呼んでいる。突発性が原因だと聞いたら、ウィリアムズは苦笑したことだろう。

パーキンソン病

もう一つの認知症は、認知症としてはあまり知られていない。それはパーキンソン病で、運動制御能力を損なうことで知られる（腕も足も言うことを聞かなくなる）。この病気になった有名人には、マイケル・J・フォックス、モハメド・アリ、ビリー・グラハム（アメリカの牧師）がいる。パーキンソン病という名前は、19世紀の英国の内科医で、この病気を「振戦麻痺」と名づけ［振戦とは不随意の「ふるえ」のこと］、初めて正式に記載したジェイムズ・パーキンソンに因むものだ。

「振戦麻痺」は良い病名だが、それだけでは不十分だ。パーキンソン病は一種の運動障害だが、進行するとほぼ必ず、認知症や集中力低下などの認知障害、うつ病や不安といった感情障害が生じる。この病気は、中脳下部の黒質などのニューロンが死ぬせいで起きる。このニューロンの集団殺戮がなぜ起きるのかはわかっていないが、有名な悪党、αシヌクレインが関わっていると予測される。実のところ、パーキンソン病患者の死にかけたニューロンのまわりには、レビー小体に似た塊がうろついていることが多い。

前頭側頭型認知症

三つ目の認知症は早く訪れる。前頭側頭型認知症は一般に、比較的若い人（60歳前後。20代でなる人もいる）を襲う。症状の一つは言語障害だが、最大の問題は人格が激変することだ。

たとえば、見知らぬ人を怒鳴りつける、人を殴る、食べ物をむさぼり食うといった不適切な行動をとるようになり、家族に対しては冷淡になる。また、反復行動も症状の一つで、同じことを繰り返し話したり、芝刈りをいつまでも続けたり、同じ道を何度も行ったり来たりする。この病気は神経変性疾患で、前頭葉と側頭葉のニューロンが少しずつ壊れていく。原因は不明だ。

その他、血管性認知症もある。これは脳卒中（脳内出血）の場合と同じく、脳内に血液が漏れたせいで起きる。また、ウディ・ガスリー（フォーク歌手）を直撃したハンチントン病も認知症の一つだ。伝染性と見られるクロイツフェルトヤコブ病も、急速に進行する認知障害を特徴とする。この病気はプリオンと呼ばれるタンパク質粒子によって媒介される。ありがたいことに、クロイツフェルトヤコブ病はこのグループの中で最も稀なものの一つだ。

さて、そろそろ大物の登場だ。アルツハイマー病は現代社会において、経済的にも人道的にも最も高くつく病気かもしれない。それについて詳しく語ろう。

誰も、アルツハイマー病と断定できない

アルツハイマー医師は、患者のアウグステの状況をよく理解していたが、その病気についての彼の考えは、推測の域を出なかった。それは珍しいことではなく、アルツハイマー病に関するほぼすべては議論と推測の対象になってきた。アルツハイマー医師の報告さえ、彼の没後に

は疑わしいと見なされた。

2016年の介護費用、2360億ドル

幸い彼は、詳細なメモに加え、脳組織のスライドも残していた。それをもとに現代の科学者らは、彼の研究を再調査し、その見立てが正しかったことを確認した。

この病気の科学的な説明に関しては議論が絶えないが、それが多大な経済的損失をもたらしていることについて異論はないはずだ。人的資源と経済的資源の両面で、アルツハイマー病は世界に莫大な負荷を課している。認知症は、先進国の死因の第5位とされるが、費用面では第1位だ。その理由は、患者が診断後も長生きし、その間に高額の介護費用がかかることにある（診断から死亡までに10年が経過することも珍しくない）。アメリカだけで2016年には540万人がこの病気を患っており、その介護に2360億ドルかかった。

研究者がこの病気を正しく理解していれば、そのような損失は防げたかもしれない。しかし、皆さんは驚くかもしれないが、この病気の理解はあまり進んでいない。アルツハイマー医師のスライドは、アウグステ・データーの脳が傷んでいることを示していた。

しかし、その後の研究により、アウグステのような行動をとる患者がすべて、脳に彼女の脳と同様の損傷を負っているわけではないことがわかった。いっそう悩ましいのは、脳に彼女の脳と同じ損傷が見られても、彼女のような異常行動をとらない人もいることだ。現在、この分

野は、分子レベルでの矛盾に囚われている。

アルツハイマー症候群と呼ぶべき?

これまでのところ、アルツハイマー病の原因について、主流になっているのは「アミロイド仮説」だ。これについて少し掘り下げよう。アルツハイマー病のあらゆる症状をその仮説で説明できると、すべての研究者が考えているわけではない。中には、部分的にさえ説明できないと見ている研究者もいる。そして、わたしもそのひとりだが、この病気をアルツハイマー病ではなくアルツハイマー症候群と呼ぶべきだ、と主張する人もいる。なぜなら、この病気には複数のタイプがあるからだ。アルツハイマー病をはっきり診断する検査がないのは、このあいまいさゆえでもある。

もしあなたがアルツハイマー病を疑って、かかりつけ医を訪れたら、おそらく認知症全般のための検査を受けることになる。そして、ある種の行動が認められなかった場合にのみ、医師は「アルツハイマー病かもしれない」と言うだろう。医師はまさにそのような言い方をする。なぜなら、あなたがアルツハイマー病かどうか、医師にはわからないのだ。それはだれにもわからない。検屍解剖したとしても、断定はできない。その理由についてはこの先で説明しよう。

それでも、日常生活に支障をきたすようになったらすぐ、かかりつけ医に診てもらった方がいい。地下室に何かを取りに行ってその目的を忘れるのと、地下室に降りて行ってそこがどこかわからなくなるのは、まったく別の話だ。

アルツハイマー病の10のチェックリスト

家族がアルツハイマー病か、それとも単に年のせいでもうろくしただけなのかを見分けるための素晴らしいチェックリストがいくつも作られてきた。最善のものの一つは、アルツハイマー病協会の「アルツハイマー病の10の兆候」である。ここで手短に紹介しよう。10の兆候は、記憶、実行機能、感情の処理、全般的な処理という四つのテーマにまとめられている。

記憶に関する兆候

最初の四つの兆候は、当然ながら記憶に関わるものだ。

❶日常生活の妨げになる記憶喪失

ワーキングメモリは本来、年とともに衰えていく。しかし、愛する家族が頻繁に大切な日にちや約束を忘れたり、あるいはメモや付箋などに異常に頼ったりするようになったら、受診させるべきだ。同じことを何度も尋ねるようになった時も同様である。

これは頻度の問題であり、時たま約束や人の名前を忘れるだけなら心配はいらない。それが始終起きるのであれば、心配すべきだ。

❷慣れているはずの作業ができなくなる

もし家族が、家計の収支バランスの保ち方や、馴染みの店までの道順や、好きなボードゲームのルールを忘れるようなら、あなたの心配はあたっている。アルツハイマー病が進むにつれて、慣れていたはずの作業ができにくくなる。モノポリーの考案者の名前を忘れるのは問題ないが、その遊び方を忘れるのは問題だ。

❸話し言葉や書き言葉に問題が生じる

先に述べたように、通常、言語能力は年をとっても損なわれない。したがって、愛する家族が言葉につまるようになったり、会話についていけなくなったり、話している途中で何を話していたのかを忘れるようになったりしたら、気をつけるべきだ。適切な単語が思い出せないのは年のせいだが、どの単語も浮かんでこないのは老化現象としては異常である。興味深いことに、手紙などの書き言葉でも同じ症状が起きる。

❹ものの置き場所を間違える。来た道を引き返せなくなる

アルツハイマー病の人は、物の置き場所をよく間違える。そして、何かを無くしても、どこで無くしたのか思い出せない。時には、それを盗んだと、だれかを責めることもある。置き間違えはアルツハイマー病患者に限ったことではないが、シャネルの香水を冷蔵庫に入れたり、薬を石鹸置きに載せたりするようになったら心配すべきだ。

実行機能に関する兆候

実行機能は時間とともに自然に失われるが、生活に支障をきたす以下のような変化は自然とは言いがたい。

❺計画を立てたり、問題を解決したりするのが難しくなる

計画に従う（たとえば、レシピのとおりに料理を作る）、あるいは、計画を立てる（たとえば、家計の予算を立てる）ことが次第にできなくなるのは、赤信号だ。集中力の低下も同様で、そのせいで月々の支払いといった日常的なタスクを行うのに時間がかかるようになる。月末に電力会社に小切手を送るのを忘れるだけならいいが、小切手を送ることをすべて忘れるのは心配すべきだ。

❻判断力の衰え

実行機能には意思決定能力が含まれるが、アルツハイマー病になるとその能力は急速に衰え

る。金銭にまつわる決定から歯磨きまで、あらゆることがうまくできなくなる。身だしなみに変化が出ることも珍しくない。メガネをどこに置いたのかを忘れるのは、よくあることだ。しかし、スラックスをはき忘れるのは正常ではない。退職金をたまたま会ったホームレスにやってしまうのも、正常ではない。

感情の処理に関する兆候

次の二つの兆候は、気分と感情にまつわるものだ。

❼仕事や社会活動をやめる

アルツハイマー病の初期の兆候は、社会的活動からの引退だろう。よく馴染んだ、かつては楽しかった社会活動をやめてしまう。最初の章で論じたように、こうした引きこもりは認知機能を損なうが、アルツハイマー病のような病気が関わっていると、いっそう深刻な影響を及ぼす。認知症を自覚し、それを人に知られたくないと思う人が引きこもるのは、珍しいことではない。

❽気分と人格の変化

アルツハイマー病のもう一つの兆候は、気分の変化だ。アルツハイマー病患者は、妄想を抱きがちで、不安や恐怖心が強く、感情が乱れやすい。人生にありがちな浮き沈みに対して過剰に反応する。とりわけ、不慣れな環境にいる時の反応は激しい。一般に高齢者は規則正しい生活を好み、それを維持しようとしがちだが、この単調さが乱された時に、世も末とばかりに狼狽するのは、普通ではない。

全般的な処理に関する兆候

最後の二つの兆候は情報処理と関係があり、記憶、実行機能、感情制御とは無関係だ。

❾視覚映像と空間的関係がわかりにくい

目も長年使えば消耗するので、高齢になると視力が落ちる。しかし、アルツハイマー病の人の場合、失われるのは視力ではなく視覚認知力だ。距離、色やコントラスト、物と物の空間的関係がわからなくなる。これは当然ながら運転能力に影響する。

❿時間や場所の混乱

これは皆さんもよくご存じだろう。時間の経過や自分が今いる場所がわからなくなるのは、アルツハイマー病の証拠だ。彼らは次第に、今いる環境にだけ意識を向けるようになる。このことは、計画を立てる能力の衰えと関係があるのだろう。彼らの脳内のＧＰＳは、壊れかけている。病が進行するにつれて、徘徊とともに、自分がどこで終わりを迎えるかという狼狽と恐れと怒りが大きな問題となる。

一時的に曜日を忘れるのは異常ではなく、近所を散歩中に、今どこにいるのかが一瞬わからなくなるというのも、異常ではない。しかし、真夜中に近所を徘徊し、自分がどうやってそこまで来たのかがわからず、相手もいないのに大声で叫び続けるというのは、異常だ。

愛する家族がアルツハイマー病になり、葛藤を抱える人々に、わたしはアルツハイマー病協会のウェブサイト（www.alz.org）を強く推薦する。

ロナルド・レーガンからの2通の手紙

ロナルド・レーガン元大統領がしたためた2通の手紙を、わたしは忘れることができない。最初の手紙は、1940年代末に書かれたもので、ハリウッドの新進女優だったわたしの母ドリス・メディナにあてたものだ。

賢明にも母は、当時俳優だったロナルド・レーガンが会長を務める映画俳優組合に入った。すると早速、彼から手紙が届いた。それは驚くほど温かな内容で、あなたを南カリフォルニアと俳優組合の両方に歓迎します、と書かれていた。レーガン自身と当時の妻ジェーン・ワイマンのサインとともに、娘モーリーンの走り書きまであった。

二通目の手紙は1994年に書かれたもので、わたしの母にではなく、世界にあてたものだ。

彼は自分がどのように死ぬかを公表した。

わたしは最近、アルツハイマー病を患う何百万人ものアメリカ人のひとりだと診断されました。（中略）残念なことに、この病気が進行すると、多くの場合、家族に重い負担がのしかかります。できればナンシーにはそのような辛い思いをさせたくないと、わたしは思っています。皆さんの助けがあれば、その時がきても、彼女は自信と勇気を持って現実と向き合うことができるでしょう。

わたしはこれから人生の日暮れに向かって旅立ちます。

わたしの政治的見解は、ロナルド・レーガンのそれとは大いに異なる。その点に関して彼は、他の多くの政治家と同じだ。しかし、この人情味あふれる謙虚な手紙を読むと、とても彼と論争する気にはなれない。そこにいるのは、最も残酷な死を予期して苦しむ、偉大だが傷つきやすいひとりの老人なのだ。この手紙を読んでわたしは泣いた。

レーガン元大統領はそれから10年間、この苦しみから逃れることができなかった。アルツハイマー病は、発症から死ぬまでに平均で4年から8年かかり、そのために「長いお別れ」とも呼ばれる。その老化は、通常の老化とは異なる。70歳でアルツハイマー病に罹っている人の60パーセントは、80歳までに亡くなる。アルツハイマー病でない人が80歳までに亡くなる確率はわずか30パーセントだ。つまりこの病気は死亡リスクをおよそ2倍に高めるのだ。そして年齢に関係なく、アメリカ人の死因の第6位である。

66秒ごとにひとりがアルツハイマー病と診断される

66秒ごとにひとりがこの病気に罹っている。もっとも、この言い方はいくらか誤解を招くだろう。と言うのも、意外にもこの病気は、症状が表出する10年から15年以上前にすでに始まっているという強力な証拠があるからだ。25年前から、という報告さえある。つまり、ショッピングセンターまで車でどう行くかを忘れるまでに、その人はすでに10年以上アルツハイマー病を患っているのだ。そういうわけで先の表現は、66秒ごとにひとりがアルツハイマー病を診断される、と言い直すべきだ。

現在、65歳以上のアメリカ人の10人にひとりがこの病気に罹っていて、その総数は500万人を超える。ベビーブーム世代が年をとるにつれて、その数字は膨らみ、2050年までに3倍になると見られている。

アルツハイマー病は、予防も治療も緩和もできない

アルツハイマー病は人生を段階的に破壊していく。その段階は軽度、中度、重度の三つに分かれる。軽度では、徘徊が始まり、人格が変わる。中度では、記憶喪失と混乱が増え、他者へ

の依存度が高まる。そして重度では、人格は崩壊し、他者の助けがなければ生きていけない。

しかし、必ずそうなるわけではない。アルツハイマー病は個人差がきわめて大きい。軽度から始まって、やがて死に至る、という道すじは避けられないが、その途上で経験することは人によって異なる。

それでも、症状の進行は避けられない。先にアルツハイマー病の10の兆候を教えてくれたアルツハイマー病協会のパンフレットは、こう警告する。「アルツハイマー病は世界の死因トップ10の中で唯一、予防も治療も緩和もできない」

もちろん、治療法を見つけようとする研究者らは、そう聞いても、あきらめたりはしなかった。歩みはきわめて緩慢で、異論も多く、徒労のようにも見えるが、それでも彼らは前進している。この病気の研究にはすでに何十億ドルもの資金が投じられ、この先もさらに数十億ドルが投じられるだろう。そうした努力の結果、この病気のいくつかのタイプには遺伝的素因があることがわかった（あなたが女性で、ＡｐｏＥ４と呼ばれる変異を持っていたら、注意した方がいい）。

もっとも、イエール大学の研究者、ヴィンス・マーケイシによると、アルツハイマー病のうち、遺伝的素因によるものは全体の5パーセントにすぎないそうだ。では、残り95パーセントは何が原因なのだろう。それは不明だ。

アルツハイマー病を、さまざまな病気の集まりと見なす人もいる。また、アミロイド仮説を支える山のような研究に対して、「証拠としては不十分だ」と批判する声もある。わたしたちが次に目を向けるのはこの仮説だ。物語は１９８０年代のニューヨーク、マンハッタン島で起きたギャングの抗争から始まる。

原因は何か——アミロイド仮説

１９８５年、ギャングによる残虐な殺人事件が起きた。マンハッタンで、朝のラッシュアワーのさなかに、ガンビーノ一家のボスで嫌われ者のポール・カステラーノが車から降りたところを射殺された。手を下したのは、この暗殺を計画した人物ではない。ご存じのように、汚い仕事は部下にさせるのがギャングのやり方だ。ただ、この暗殺の少々特異な点は、暗殺を命じたジョン・ゴッティが、通りの反対側に停めた車の中から、殺しの一部始終を見ていたことだ。

細胞がタンパク質を作る仕組み

この話を持ち出したのは、ギャングのボスと殺し屋との距離が、アミロイド仮説の説明に役立つからだ。その仮説に登場するギャングは、２組のタンパク質だ。ひと組は「老いたニューロンを殺せ」と命じ、もうひと組は殺しを実行する。この働きを理解するには、細胞がタンパク質を作る仕組みを少々知っておく必要がある。

ご存じのとおりニューロンの細胞体には「核」がある。核は小さな球体で、命令・コントロール機能を一手に担っている。それができるのは、中にぎっしりDNA分子が詰まっているからだ。DNAは、タンパク質製造の指示を出すことによって、命令・コントロール機能を果たしている。タンパク質は生命活動を支える重要な分子で、多数のアミノ酸分子からなる。しかし、DNAがタンパク質を作るには、ちょっとした問題を解決する必要がある。それは、DNAは核に収納されているが、タンパク質の製造部門は、核の外（細胞質）にあることだ。

DNAはこの問題を解決するために、mRNA（メッセンジャーRNA）と呼ばれる小片を作る。mRNAはDNAの遺伝情報をコピーして、核から細胞質へと出ていく。すると、細胞質内の分子機構がそのメッセージ（DNAからコピーした遺伝情報）を読みとり、その指示どおりにタンパク質を作る。

こうしてタンパク質が続々と作られるが、その大半は無駄に大きく、使いものにならない。それを利用可能なタンパク質にするには、無駄な部分を切り取り、重要な部分を並べ替え、小さな分子を付け加えるという、「編集」のプロセスが必要とされる。このプロセスは「翻訳後修飾」と呼ばれる。それが、アミロイド仮説と深く関わっている。

アルツハイマー病で亡くなった患者の脳を顕微鏡で調べると、ギャングの銃撃の後のような惨状が見えてくる。死んだニューロンの残骸や、細胞が死んで生じた空洞、プラークやタングルと呼ばれる奇妙な破片が散乱している。プラークはアミロイドβというタンパク質の塊で、ふわふわしたミートボールのような形をしており、生き残った細胞の周囲に散らばっている。

アミロイドβは健康な脳にも存在するが、通常は翻訳後修飾によって産生後すぐ除去され、排出される。しかしアルツハイマー病患者の脳では、この編集プロセスがうまく働かない。その理由はおそらく遺伝的なものだ。そして、この機能障害のせいで、粘着性のアミロイドβが脳内に蓄積する。これらは毒性の塊や、より危険な可溶性の塊になる。言うなれば、怒り狂うマフィアのボスだ。この異常な塊は、ニューロンの殺害を命じる。このボスの中には、自らニューロンを殺すものもいる（シナプスはお気に入りのターゲットだ）。しかし大半は、汚れ仕事を他のタンパク質にさせる。この下っ端のタンパク質が、殺しの実行犯だ。

ニューロンを殺すタウ・タンパク質

例のタングルも、この殺し屋グループのメンバーだ。タングルは数匹の毒ヘビが絡まったような形をしていて、ニューロンの中に巣食っている。それらはタウ・タンパク質でできている。タウ・タンパク質は健康な脳にも存在し、そこでは絡まっておらず、重要な働きをしている。

しかし、理由はわからないが、アルツハイマー病患者の脳では、アミロイド・マフィアのボスがニューロンに、致命的な繊維状のタウ・タンパク質を作らせる。それらはニューロンを内側から壊して、ニューロン間のスペースへと逃げ出し、また別のニューロンに襲いかかる。そうやってシナプスを殺し、ニューロンを殺し、脳内に虐殺の痕跡を刻んでいく。最終的に、アルツハイマー病患者の脳は萎縮し、乾いたスポンジのようにスカスカになる。

少なくとも一部の人は、そう考えている。

しかし、このアミロイド仮説を信じない人もいる。それにはいくつか理由がある。その最大の理由は、脳にプラークやタングルがあってもアルツハイマー病にならない人がいる一方、プラークやタングルがないのに、この病気になる人がいることだ。それを初めて証明した被験者はだれだろう。それは修道女だ。

600名超の修道女調査でわかったこと

「わたしが休むのは夜だけよ!」

シスター・メアリーは、ティーンエイジャーのようにきっぱりとした口ぶりで、仲間の修道女たちにそう言った。メアリーは当時80代半ばだったが、その言葉どおり、現役の修道女として1日中、よく働いた。身長は140センチそこそこで、体重はわずか41キロ。70年近く中学校の教師を務め、その職から引退した後も、自分より若い修道女に交じって修道院の原動力となり、101歳でバッテリーが切れるまで働き続けた。彼女は有名な「修道女研究」に参加し、自らの経歴と脳を科学に提供した。

スノウドンの修道女研究

「修道女研究」は、デヴィッド・スノウドンの思いつきから始まった。スノウドンはアルツハイマー病患者の脳を死後に調べる研究を行ってきた。そのような研究の常で、彼の悩みは適当な対照群が見つからないことだった。比較的病気と無縁で、死後の脳を喜んで提供しようという高齢者。しかも、アルコールや薬物の依存症といった厄介なものとは無縁の人が望ましかった。

その解決策は、当時スノウドンが所属していたミネソタ大学のわずか1、2マイル南で見つかった。そこにはローマカトリックの女子修道院がある。運営するのは、ノートルダム教育修道女会だ。修道女の多くは健康に年を重ねていたが、中にはアルツハイマー病らしい行動を見せる人もいた。スノウドンから見て、彼女らは研究対象として理想的だった。経歴がよく記録されていたし、先に述べたような厄介なものとも無縁だ。彼女らの生前の行動を記録し、亡くなった後に脳を寄付してもらえば、脳を解剖して詳しく調べることができる、とスノウドンは考えた。

修道女らは大いに賛成してくれた（さすが、教育修道会のメンバーだ）。680人近くの修道女が研究の被験者に登録し、その全員が75歳以上だった。こうして1986年に、「修道女研究」が始まった。名前はあっさりしているが、この分野で最も貴重な研究の一つだ。

アメリカ国立老化研究所から資金提供を受けて、それからの数十年間、研究者たちがこの修道院に押し寄せた。彼らは、認知テスト、生理学的テスト、体力テスト等で、さまざまな方向から修道女たちの健康状態を調べた。修道女が亡くなると、脳は寄付され、研究室で精査された。

ここでシスター・メアリーの登場となる。スノウドンは生前の彼女を、「認知における加齢の成功例」と呼んだ。

この言葉からあなたは、シスター・メアリーの脳は、年相応に消耗はしていても、無傷で若々しくさえ見えただろうと予想するはずだ。しかし、スノウドンが見た脳は、まったく違っていた。シスター・メアリーの脳は、神経解剖学的な大混乱を起こしていた。プラークとタングルと病変した細胞だらけで、「お手本」どころか、まぎれもないアルツハイマー病の脳だったのだ。シスターの認知面にその症状が出なかったのは、まさに奇跡だった。

アミロイド仮説は死んだ?

このミステリーのさらに興味深い点は、シスター・メアリーが唯一の例外ではなかったことだ。現在では、認知症の症状がない人でも、その30パーセントは、脳にアルツハイマー病特有のタンパク質の破片が蓄積していることがわかっている。逆にアルツハイマー病患者の25パーセントほどは、脳に深刻なプラークの蓄積が認められない。こうした統計は、アミロイド仮説の息の根を止めようとしているかのように見える。

製薬会社は、アミロイドを狙い撃ちしてアルツハイマー病を治療しようとしてきた。「ソラネズマブ」という発音しにくい名前の薬は、特に注目を集めた。それは脳のまわりにある液(脳脊髄液）に含まれるアミロイドβの断片と結合することによって、アミロイドβを脳から排出しようとする。つまり、脳の深部にあるアミロイドβを減らせば、それによるダメージも減ると考えたのだ。

イーライリリー社はこの薬の治験に10億ドル近くを投じた後に、ようやくそのアイデアが間違っていたことを悟った。軽度のアルツハイマー病患者でさえ、ソラネズマブはまったく効かなかった。イーライリリー社は、２０１６年11月にその薬の治験をやめた。かつてある論文は、こんな強気のタイトルを掲げた。「アミロイドがなければ、アルツハイマー病ではない」。しかし今では、批評家は、「アミロイド仮説は死んだ」と公言している。

しかし、わたしに言わせれば、アミロイド仮説の墓碑銘を書くのは時期尚早だろう。その仮説を強く批判する人々でさえ、アミロイドはアルツハイマー病で何らかの役割を果たしていると考えている。しかし、プラークとタングルが話のすべてではないとしたら、いったい何がこの病気を引き起こしているのだろう。そもそも研究者は正しい疑問を追っているのだろうか。そうではない、という声がある。

アミロイド仮説に代わる仮説

こうした非難の裏づけの一つになっているのは、併存疾患（同時に複数の疾患を持つこと）の研究だ。アルツハイマー病で亡くなる患者の多くは、脳に他の問題も抱えている。たとえば、アミロイド沈着が見られる脳では、レビー小体も多く見つかる。

覚えているだろうか。レビー小体とは、ロビン・ウィリアムズの脳にこびりついていた小さな黒い斑点のことだ。その不快な斑点の正体は、αシヌクレイン（タンパク質の一種）だ。それとアミロイドβのつながりはささいなものではない。

実のところ、レビー小体とアミロイドβのコンビは、アルツハイマー病と診断された患者の脳の半数以上に観察される。アミロイド仮説は、アミロイド・αシヌクレイン仮説と改名すべきなのだろうか。

別の仮説は、黒い斑点より、すりむいた膝と関係がある。研究者の中には、アルツハイマー病のきっかけになるのはアミロイドβではなく、脳の炎症（予想されるとおり、神経炎症と呼ばれる）だと考えている人がいる。実のところ、炎症はしばしばアミロイド沈着に先立って起きる。この仮説によると、アルツハイマー病を引き起こす犯人はサイトカインだ。

サイトカインは脳全体、ことによると体全体を刺激する小さな分子だ。これが脳の免疫システムを過剰に刺激して、脳を傷つける反応を引き起こす。そのせいで、一般にアルツハイマー病と結びつけられる神経変性が起きる（特にシナプスが狙われる）。

これらの仮説は、説得力はあるかもしれないが、仮説にすぎない。これがアルツハイマー病についての理解の現状だ。今のところわたしたちは、その治療法を知らないし、進行を遅らせる方法も知らない。それがどういう病気かということさえ知らないのだ。先にわたしは、この章は読んで楽しいものではないと言った。しかし「修道女研究」は、アルツハイマー病研究にとって成果が見込まれる方向を示唆する。その研究には薬も遺伝子も登場しない。あるのは自伝だけだ。この最も魅力的な結末を、わたしは本章の最後までとっておいた。

修道女の自伝から病を予測する

修道院への入会を望む女性は、それまでどのように生きてきたかを書き記すことを求められる。彼女らの多くは20代で、その時に書いた自伝は保存される。

20代ですでに始まっている？

それを知ったスノウドンは、あるアイデアを思いついた。それは、年老いて亡くなった修道女らが入会時に書いた自伝を、神経言語学的に調べる、というものだ。その目的は？

スノウドンは、亡くなった修道女のだれが認知症になり、だれがならなかったかを知っていた。したがって彼は、ある興味深い疑問を追究することができた。それは、「20代で書いた自伝から、老後にアルツハイマーになるかどうかを予測できるか」という疑問だ。これは実験的研究ではなく相関的研究なので、先にわたしは、成果が見込まれると書いた。しかしその成果は、確かなものだった。

スノウドンらは、それらの文章の言語的密度、複雑さ、一文に含まれるアイデアの数を調べた。そのスコアがある基準に達しなかった（つまり、言語能力が劣っていた）修道女の80パーセントが、アルツハイマー病を発症した。それに対して、スコアが高かった修道女でアルツハイマー病になったのはわずか10パーセントだ。この相関は、特にアイデアの密度に関して顕著だった。

これは何を意味するのだろう。これだけではなんとも言えない。ただし、アルツハイマー病による脳の損傷はだれも予想しないほど早い時期に始まっていて、認知症が現れた時にはすでに手遅れになっているという可能性がある。10億ドルをかけたソラネズマブには本当に効果があり、アミロイド仮説は正しいのだが、その薬で救うには患者の病状が進行しすぎていたのではないだろうか。

アルツハイマー予防構想

これらの考え方は、アルツハイマー病研究が進むべき方向を指し示している。そして、わたしたちには、自重しつつも喜ぶべき理由がある。研究者らは最近、アミロイド斑と結合する薬剤を開発した。それはピッツバーグ化合物B（Pittsburgh Compound B）を略してPiBと呼ばれる。

このＰｉＢは、ソラネズマブのようにアミロイドを除去するための薬ではない。アミロイドプラークとくっついて、それをＰＥＴ画像で見られるようにする薬なのだ。その目的のために、ＰｉＢは放射性を帯びている。

この薬を使えば、脳にどれほど多くのプラークが蓄積しているかをリアルタイムで観察できる。これは貴重な情報だ。医師は、患者が死ぬのを待たなくても、アミロイドプラークを探せるようになったのだ。

ＰｉＢは研究ツールとしても貴重である。どの年齢の人もそれで検査できるので、長期間にわたる追跡が可能であり、認知症を発症しないうちにプラークが蓄積する人としない人を見分けることができる。こうした情報は、アミロイド仮説の検証に役立つだけでなく、薬による治療にも役立つ。

すでに、「アルツハイマー予防構想」と呼ばれる共同研究プロジェクトが始まっている。名前が示すとおり、それはアルツハイマー病を予防しようとする試みで、被験者としてコロンビア、アンティオキア県のアンゴストゥラ村の村人３００人が選ばれた。

この村に暮らす人の多くは、認知症を引き起こす可能性が世界で最も高い遺伝子変異を保持している。それはＰＳＥＮ１（プレセニリン１）と呼ばれる。ＰＳＥＮ遺伝子の産物は、先に述べたアミロイド編集を行っている。この変異は実に残酷で、それを保持する人がアルツハイマー病になる確率は１００パーセント。しかもそれは早発性で、40代半ばまでに症状が現れる。

大半のアルツハイマー病と同じく発症から5年ほどで死に至るが、人生のピーク時にその病に襲われる。この村の人がアルツハイマー病になる確率は、世界でもずば抜けて高い。

研究は、以下の3つの段階をとった。

1　検診

症状が出ていない30代の村人たちを、アリゾナの研究所に送った。原因遺伝子を保持する人もいれば、保持しない人もいた。研究所ではPiBを用いて各人の脳をスキャンした。原因遺伝子を持つ人の脳では、すでにプラークの蓄積が始まっていた。

2　治療

この村人たちを2組に分けて、一方にソラネズマブに似た薬（クレネズマブという変な名前の薬）を投与した。行動研究の常道である二重盲検法（研究者もどの被験者が治療を受けているかを知らない）に従った。

3　待機

その薬はアルツハイマー病の予防に間に合っただろうか？　ずいぶん先にならないと結果はわからないだろう。（「修道女研究」と同じくこの研究でも、村人たちの言語能力を神経学的に評価した。致死的な変異を持つ人々のスコアは、非常に低かった)。

仮にこの取り組みが成功したとしても、あらゆるタイプの認知症を予防できるわけではないし、あらゆるタイプのアルツハイマー病を予防できるわけでもない。加えて、軽度であってもすでに発症している人を治療できる薬は、まだ開発されていない。

それでもこの取り組みはいくらかの希望をもたらす。それこそが重要なのだ。こうした研究は、ジェロサイエンスの最も暗い部分に、きわめて明るい光を当てる。

幸運にもアルツハイマー病に罹らない多くの人にとって、加齢する脳の世界には他にも探求すべき明るい領域があり、実際、喜ぶべき理由がある。さあ、シャンパンを開けて、老化のプロセスを遅らせる行動について考えてみよう。

加齢を止めることはできないが、これまでのどの世代よりも快適に年をとるために、できることはたくさんある。老化の影響のいくつかを逆行させることさえ可能なのだ。

Brain Rules

6 「わたしはアルツハイマー病になったのか？」と疑う前に、探すべき10の兆候

まとめ

- 神経科学者らは、通常の老化現象と脳の病気を見分けるという難しい仕事に取り組んできた。何らかの症状があっても、認知症になっているとは限らない。
- 「軽度認知障害（MCI）」は、脳の病気の始まりを意味する医学用語だ。MCIが必ず認知症やパーキンソン病、アルツハイマー病につながるわけではない。MCIになっていても、多くの高齢者は長く幸せな人生を送る。
- 認知症は、精神機能の衰えと結びついた一連の症状を指す包括的な用語だ。加齢がもたらす認知症には多くのタイプがある。
- 65歳以上のアメリカ人の10人にひとりはアルツハイマー病を患っている。それは世界的に最もお金のかかる病気だ。発症から死亡するまでの年数はおよそ4年から8年である。

3

体と脳の深いつながりを意識しよう

10のブレイン・ルール

Brain Rules

7

食事に気をつけて、運動しよう

第7章

脳機能を高める食事と運動

運動をする時間がないと思っている人々は、
遅かれ早かれ病気のための時間を見つけることになる。

——エドワード・スタンリー（第15代ダービー伯爵、1873年）

もし野菜がベーコンのように芳しければ、
わたしたちの平均余命は格段に延びるだろう。

——ダグ・ラーソン（新聞コラムニスト）

ニューヨークの富裕層向けの高齢者施設で暮らす87歳のパティー・ギル・リスは、楽しく食事をしている最中に、急にむせかえった。肉が喉に詰まったのだ。食事を共にしていた友人は、すぐ状況を理解し、とるべき行動をとった。彼女をうしろから抱きかかえ、片手の拳を腹部にあて、もう一方の手でその拳を押さえ、横隔膜を突き上げるように3回、圧迫した。

彼が行ったのは言うまでもなく、喉に食べ物が詰まった時の応急処置として知られるハイムリック法だった。彼は計3回、この伝説的な処置を行い、肉をすっかり吐き出させた。

リスの命を救ったこの表彰すべき人は、当時96歳になっていた有名な胸部外科医、ヘンリー・ハイムリック。そう、ハイムリック法を考案したその人だった。

老後にも脳機能を高める方法はある

老化と運動と食べ物がテーマである本章でこのエピソードを紹介するのは、リスの食べ物の選択がいいとか悪いとか言うためではない。ハイムリック医師はなぜ彼女を救うことができたか、それを述べるためだ。どの年齢の人にとってもハイムリック法を行うのは、体力的にきつい。それを96歳で、しかも3回も行うとなると、もはやSFの世界の出来事のように思える。

その施設の給仕長だったペリー・ゲインズ氏は、その時のことをこう振り返る。「高齢のハイムリック氏にとって、あの動きは大変だったはずです。その様子を見ながら、こちらはただただ驚いていていました」。もうひとりの従業員は、その施設に暮らすようになって6年になるハイムリックが「ご年齢の割にとても活動的で、水泳や運動をよくなさっていました」と証言した。

ハイムリックは、見るからに健康そうだった。しかし、人目を引くのはそれだけではない。

彼の表情は穏やかで明るかったが、その瞳には驚くほど鋭敏な輝きがあった。体と同様に、精神もきわめて敏捷なように見えた。

彼は慎重で注意深く、落ち着いた高潔さを漂わせていた。その姿を見ただけで、あなたは彼が生涯を通じて数々の困難な手術を成功に導いてきたことがわかるだろうし、大半の人が亡くなる年齢をすぎても人命を救うことができた理由もわかるはずだ。リスの命を救った時の彼は、引退してからすでに長い年月がたっていたが、その精神はまだ引退していなかった。

この精神の鋭敏さと運動が本章のテーマだ。精神の鋭敏さは年をとるにつれて自然に衰えていく。しかし、この衰退について長々と語るつもりはない。なぜなら、老後に脳機能を高められる強力な方法があるからだ。それには運動と食事が関係する。そのお手本になるのが、生涯にわたって数多くの人々の寿命を延ばしてきた高名な医師の暮らしぶりだ。

人生に欠かせない、脳の実行機能とは

カルヴァン派の説教のように、難しい言葉の意味の説明から始めよう。ここでは精神の鋭敏さ、すなわち、実行機能と呼ばれる脳内の複雑な活動について語っていく。実行機能についてはこれまでに何度か触れたが、そのつど、後で詳しく説明すると約束した。今がその時だ。まずは、わたしがこれまでに見た中で最も明らかな実行機能のことから始めよう。

オバマ大統領の例で見る実行機能

ウサーマ・ビン・ラーディンが殺された日のことは鮮明に覚えている。それは、そのニュースを見ていたからではなく、その前夜に開かれた2011年次ホワイトハウス記者晩餐会のニュースを見ていたからだ。その夜、オバマ大統領は笑顔で演壇に立ち、リラックスした様子で次々にジョークを飛ばし、客人たちの笑いを誘った。

ドナルド・トランプもジョークのネタにされた。自分の出生地が米国外ではないかという、トランプが火をつけた論争が解決されたことに言及し、こう揶揄した。「第45代大統領（トランプのこと）は、ほっとしたことだろう。これで彼は他の問題に集中できるようになった。たとえば、月面着陸はいかさまだったのかとか、ロズウェルでは何が起きたのかとか［ロズウェルでは墜落したUFOを米軍が回収したという噂で知られる］、ビギーとツーパック［ラスベガスで殺された有名なラッパー］はどこにいるかといった問題だ」

その晩餐会の前日に、オバマ大統領が米軍特殊部隊にウサーマ・ビン・ラーディンを殺害する秘密作戦「ネプチューン・スピア（海神の槍）作戦」の遂行許可を与えたことを、いったいだれが察しただろう。その作戦は、晩餐会の翌日、日曜の朝に遂行された。

しかし晩餐会の折に、作戦を匂わすようなことは何もなかった。大統領に「作戦前夜の緊張」はまったく見られなかった。そわそわするわけでもなく、汗ばむことも、50マイル先で起きようとしていることに気をとられる様子もなかった。

ホストのセス・マイヤーズがビン・ラーディンについてジョークを飛ばした時でさえ、オバマは満面に笑みをたたえ、落ち着いていた。まもなくアメリカ軍の精鋭部隊がおよそ10年にわたって捜し続けてきた人物を殺そうとしているのに、彼はまるでコメディを見ているかのように明るい表情をしていた。

つまり、これが実行機能だ。大まかに言って実行機能とは、なんらかのタスクの実行をあなたに許可し、粛々とそれを実行させる機能である。それは人生のあらゆる側面において欠かせない。大統領による自由世界の運営もその一つだ。

衝動と良識をコントロールする

実行機能にはさまざまな認知プロセスが関わっているが、関与している神経領域について科学者の意見は一致している。それは、感情調節と認知制御の2領域だ。

感情調節には、衝動のコントロールが含まれる。それは満足を先延ばしすることで、スポーツ・バーで、動脈を硬化させそうなチーズバーガーを食べたくなっても、ヘルシーなケール・サラダを選ぶといったことだ。また、感情調節は、感情のコントロールにも関わっており、あなたの感情を社会的なマナー（たとえば、葬式で笑わないといったこと）に従わせている。この衝動のコントロールと感情のコントロールは、しばしば一緒に働く。たとえば上司から悪い業績評価を下されたら、顔面にパンチを食らわせたくなるかもしれないが、衝動と感情のコントロールが働き、（おそらくは、訴えられることへの恐れもあって）あなたはそれを我慢する。

一方、認知制御は、さまざまな良識をコントロールする。重要な要素は、立案力（目的を立て、実行の段取りを決める能力）、状況の変化に適応する能力、そして、一見ばらばらな情報を扱いやすいように整理する能力だ。また、複数のタスクを前にしても注意散漫にならず、優先順位を考えながら、順にこなしていく能力も必要とされる。

実行機能のもう一つの重要な要素は、ワーキングメモリだ。かつては短期記憶と呼ばれていた一時的な記憶機能である（「記憶」の章に登場した『ファインディング・ニモ』のドリーのことを覚えているだろうか？）。

実行機能は、成長とともに調整されていく

認知は重要なので、科学者たちは長年にわたって、実行機能の背景について神経生物学的に研究してきたはずだと、あなたは思うだろう。そのとおり。そして彼らは数々の発見をした。中でも際立っているのは、実行機能は成長に伴って徐々に調整されていくことだ。その証拠に、ティーンエイジャーは実行機能をあまり持ちあわせていないように見える。あるいは、持っていたとしても無視しているのかもしれない。

自分がティーンエイジャーだった頃や、あなたの子どもがティーンエイジャーだった頃のことを思い出してほしい。そうすれば、ネット上で見かける次のような辛辣な投稿も許せるだろ

う。「ティーンエイジャーへ。バカ親にはうんざりだって？　それなら、すぐ動け！　家を出て、職につき、自立するんだ！　親みたいなバカにならないうちに」

驚くことではないが、ティーンエイジャーは自分たちがやらかす愚かなことについて、大人とは違う見方をする。ネット上にこんなミニ・マニフェストが掲載されていた。

「ぼくらはティーンエイジャーだ。今、ぼくらは学んでいるところだ。ぼくらは人をだます。嘘をつく。批判する。どうでもいいことで喧嘩する。恋をし、別れ、傷つく。夜明けまでパーティをして、気絶するまで酒を飲む……。そしてある日、すべてが終わる。きみはくだらないことに夢中になって、時間を浪費する。だが、ある日、自分がまだ10代だったら良かったのにと思う。だから今を精一杯生きろ。すべてのドラマを忘れて、顔にセクシーな微笑みを浮かべて、自分の人生を生きろ」

このマニフェストが語るすべてが、実行機能と関連している。つまり、計画、意思決定、社会的関係をうまくこなすこと、個性を維持すること、自分をコントロールすることだ。

実行機能の成長と衰退

そして、このすべてを担当する脳領域は、前頭前皮質（Prefrontal Cortex）、略してPFCだ。第3章で語った、神経の重要な塊である。PFCはほぼすべての実行機能に関与している。

だがそれは、額の後ろの特等席にひとり座って、したり顔で指示を下しているわけではない。PFCは他の多くの脳領域とつながっており、その複雑なネットワークを介して実行機能を調節しているのだ。

脳の中では、膨大な数のニューロンからなるシステムが各領域をつないでいる。それらは都市を結ぶ高速道路のように機能する。PFCは、神経の高速道路で他の領域とつながった「都市」の代表格だ。専門的に言えば、PFCは他の領域との「構造的結合性」が高い。

神経科学者らは「機能的結合性」の観点からも考え、その際には、構造よりタスクを重視する。脳は常に「高速道路」のすべてを使うわけではなく、機能に応じて神経経路を選択し、必要とされる領域をつないでいる。「機能的結合」と呼ぶのはそのためだ。このようにしてPFCは実行機能を行っている。

この脳領域のいくつかについては、すでにお話しした。中でも扁桃体は、よく練られたロマンス小説のような働きをして、感情の形成に関与する。PFCと扁桃体をつなぐ神経の高速道路は、実行機能の中でも特に感情調節を支援する。それに対して、PFCと海馬をつなぐ高速道路は、認知制御を助ける。PFCは内部の接続も緻密で、その接続を通してワーキングメモリを形成している。

実行機能は幼児期に急成長し、その後しばらく成長が止まる。思春期になると、再び大幅に成長し、20代半ばになってようやく成長が落ち着く。そして年をとると、衰えていく。以下の思考実験が、理解の助けになるだろう。舞台はわたしが暮らす都市だ。

大都市のインフラのような脳

わたしはワシントン州のシアトルに住んでいる。人口およそ70万の、比較的小さく魅力的な都市だが、いくつもの世界的企業の本社がある。アマゾン、Zillow〔不動産検索サイト〕、ノードストローム〔大型百貨店チェーン〕、スターバックス等々、多くの多国籍企業がシアトルを「ホーム」と呼ぶ。湖をはさんだ隣町にはマイクロソフトの本社があり、シアトルのあちこちにボーイング社の工場がある。

このシアトルを舞台として、思考実験を始めよう。これらの巨大企業は、事業のためだけでなく、インフラを維持したり修理したりするためにも膨大な数の人間を必要とする。もしこの都市の修理やメンテナンスをしている作業員がいなくなったら、これらすべての企業の前途はどうなるだろう？　もし何かが壊れても修理されなくなったら、どうなるだろう。

発電所が故障しても、だれも修理しないので、電気がこなくなる。水道管が割れて街が水浸しになっても、だれも亀裂を塞いだり管を交換したりせず、モップで掃除する人もいない。窓は割れたままとなり、屋上からは雨漏りがして、最終的にビルは倒壊する。企業は足元からぐらつき、ついには崩れ落ちる。企業と企業をつなぐ道路はでこぼこになり、アスファルトがひび割れし、通れなくなる。早晩、この都市は巨大な廃墟になるだろう。

まさにこれが高齢者の実行機能に起きていることだ。若い頃は、体内の構造と接続は粗雑だったが、修復メカニズムが活発に働いていた。しかし、60歳前後になると、修理メカニズムが衰え始める。かつてシェイクスピアも「若い頃には大好きだった肉が、年をとるとたまらなく嫌になるってこともある」と言った。年をとると、通常の摩耗や消耗が、次第に修復されにくくなるのだ。

やがて廃墟のようになる

問題は、二つのレベルで起きる。まず、ＰＦＣと実行機能を担う領域を結ぶ高速道路が劣化し始める。実行機能障害の原因の82パーセントはこの高速道路の劣化にあることを、ある研究は示した。次に、これらの高速道路で結ばれた脳領域（先の思考実験では「都市」に相当する）も機能しなくなり、やがて崩れ落ちて廃墟のようになる。海馬は年齢とともに萎縮することがわかっている。ＰＦＣも小さくなる。

これらは危機的な損失である。ＰＦＣのニューロンは、「興奮性ネットワーク」と呼ばれるネットワークの電気活動を維持することによって、ワーキングメモリをサポートしている（この電気活動は、外からの刺激がなければ持続する）。しかし、多くのニューロンが失われて、組織が収縮し始めると、内なるネットワークの保全は徐々に難しくなる。

これは悪いニュースだ。先に述べた良いニュースから、一つか二つ、助けになるものを思い出したいところだが、伝説的なテレビ・プロデューサーのノーマン・リアがいれば十分だ。彼はその良いニュースの数々を体現している。

有酸素運動は実行機能を向上させる

1970年代にテレビのホーム・コメディーをよく見ていた人々にとって、ノーマン・リアは、酸素のように欠かせない存在だった。彼は『オール・イン・ザ・ファミリー』『グッド・タイムズ』『ザ・ジェファーソンズ』『モード』などのヒット番組の生みの親だ。その後も、彼は引退しなかった。2016年、弱冠93歳にして、新たな番組の制作に着手した。自らのヒット作『ワン・デイ・アット・ア・タイム』をラテン系の家族でリメイクしようというのだ。

ノーマン・リアの元気の秘密

リアの脳はいまだに鋭い。2016年にNPRのクイズ番組『Wait Wait ... Don't Tell Me!』に出演した。司会のピーター・セーガルはこう尋ねた。「あなたのように人生で成功し、幸せで活動的な93歳になりたいと願うわたしたちに、何かアドバイスをいただけますか?」

リアは答えた。「そう訊かれて最初に思い浮かぶのは、二つのシンプルな単語だ。たぶん、英語の中で一番シンプルな単語、OverとNextだ。わたしたちはこの二つを、十分には意識していない。何かが終わると、それは終了（Over）。さっそく次（Next）に取り掛かる。しかしそのOverとNextの間に……ハンモックがあれば、それが今を生きるということだ。わたしは今この時を生きている」

彼は意識していなかっただろうが、神経学的な真実を語ろうとしていた。マインドフルネスの議論を思い出してほしい。今この時を生きることは、マインドフルネスの目的の一つだ。

このクイズ番組の司会と解答者は、いつもならすぐ鋭いツッコミを入れるところだが、今回は違った。そのひとりは、「素晴らしい！」と二度も言った。

リアは、精神だけでなく体も元気だ。90歳代なのに楽々と歩き、その姿は運動選手のようだ。運動は常に彼の人生の一部であり、『ドクター・オズ・ショー』で彼はそれを実証した。ドクター・オズに促されて、リアはヨガマットの上で、いつもやっている柔軟体操の一部をやってみせた。92歳の体を前屈させ、指先で床に触れた。「指3本タッチ！」とドクターは叫んだ。「以前は、こぶしでタッチできたのに。老いぼれたもんだ」とリアは笑いながら言った。

老化を遅らせることに関して、リアに心配すべき点はあまりない。それは、あなたについても言えることだ。もっとも、あなたがリアのライフスタイルを真似るのであれば、の話だが。ここで重要なのは、知的な活力と運動の関係だ。近年のジェロサイエンスによる最も驚くべき発見は、年齢に関係なく、よく体を動かす人ほど知的にも活発だということだ。

老化の特効薬としての運動

研究者らは何年も前から、活発な老人は、座ってばかりいる老人より頭脳が明晰であることに気づいていた。統計的な証拠は当時から多くあり、特に、有酸素運動が実行機能に影響することを示す証拠は顕著だった。有酸素運動と実行機能に注目する膨大な数の研究を包括的に分析すると（メタ分析という）、実に印象的な数字が現れてくる。

定期的に運動をする高齢者は、座ってばかりいる高齢者より実行機能のスコアが高く、場合によっては非常に高い（効果の程度を示す効果量は、運動をする人はカウチポテト族より7倍近く高かった）。この種の分析で、これほどはっきりした数字が得られることは珍しい。

もっとも、論理学の先生が言うように、相関関係は因果関係ではない。運動が実行機能向上の原因であることを確かめるには、実行機能のスコアが低い高齢者たちに一定期間、運動をさせた後に、再び実行機能を調べなければならない。そうして向上が認められて初めて、運動と実行機能の向上には「因果関係」があると言える。

喜ばしいことに、そのような実験は行われ、その結果には一貫性と説得力があった。ある研究では、少々の「歩行」からなる運動をほんの3カ月間行っただけで、実行機能のスコアが30パーセントも向上した。さらに大幅な向上を示した研究もあった。その向上は長続きするようだ。ある研究は、中年期に運動した人々は、25年後も依然として実行機能が高いことを示した。

「運動は高齢者の認知機能を向上させる」という主張は、査読のジムで鍛えられ、その力を強めた。ハーバード大学のフランク・ヒューなどの研究者らが「効果がきわめて強く、広範に及び、ゆえに老化を防ぐ特効薬と呼べる唯一のものは、運動だ」と言ったのも不思議ではない。

例外もある

当然ながら、そのような発見には「弁解」や「例外」がつきものだ。

第一に、実行機能のすべてが運動の影響を受けるわけではない。たとえば集中力は、運動によって高まるわけではなさそうだ。また、ワーキングメモリへの効果は、ある場合とない場合が混在している。ある研究は、有酸素運動はワーキングメモリを向上させるが、他の運動は効果がないことを示した。査読をした権威たちは、さらなる研究が求められると結論づけた。

しかし、希望は残っている。研究者たちは、ワーキングメモリを向上させるものを発見した。もっとも、それは靴よりフォークに関係があるらしい。詳しくは本章の後半でお話ししよう。

今は、運動が脳に効果をもたらすメカニズムについてさらに掘り下げたい。

運動は海馬を鍛えてくれる

先に述べたシアトルのたとえを思い出してほしい。あの思考実験では、脳領域を都市のインフラに、神経回路を高速道路にたとえた。高齢者が運動をすると、脳のインフラと高速道路、すなわち、脳領域と神経回路が変化する。実行機能に関与する神経組織は、より活発になり、より大きくなる。

有酸素運動で海馬の容積は2パーセント増える

科学者が真っ先にその変化に気づくのは、あなたがそうなってほしい場所、つまり前頭前皮質（ＰＦＣ）だ。特に敏感な領域は、背外側前頭前皮質（ＤＬＰＦＣ）で、ＰＦＣの中でも最も接続が多い領域である。この領域は、意思決定とワーキングメモリに関与している。

脳の奥まったところにある領域の中にも、運動によって鍛えることができる領域がある。最も敏感なのは内側側頭葉で、中でも海馬は影響を受けやすい。海馬が記憶や空間学習などの重要な思考に関与していることは皆さんも覚えているだろう。有酸素運動をすると、海馬の容積は2パーセント大きくなる。対照的に、ストレッチ運動しかしないと、１・４パーセント小さくなる。運動を何もしないと、自然な劣化で2パーセントを失う。

ニューロンや接続が新たに生まれる

これらの領域は有酸素運動によって大きくなるだけでなく、密度も高くなる。ＰＦＣでは、ニューロンの数はそのままで、その接続が増えているようだ。しかし、海馬では新たなニューロンが生まれるらしい。ßそれは「ニューロン新生」と呼ばれる。この成長の大半を担っているのは、タンパク質の一種であるＢＤＮＦ（脳由来神経栄養因子：Brain derived neurotrophic factorの略）だと考えられている。あなたも脳内のＢＤＮＦを増やしたいはずだ。脳細胞にとってそれは、科学者にとっての助成金に相当する。

成長するのは脳領域だけではない。接続も増える。それが起きる場所は、灰白質中の神経細胞体だ。ある研究は、運動によって高齢者の灰白質が８パーセント増えることを示した。しかもその効果は、いったん増えた税金が下がらないのと同じくらい、恒久性があった。９年後になっても、運動したグループは運動しなかったグループより灰白質の量が多かったのだ。驚くべきことに、この増加は、認知症になるリスクを2分の1に減らした。

血管を成長させる

新たに誕生したニューロンやその接続は、古いニューロンと同じく栄養の補給と廃棄物の除去を必要とするだろう、とあなたは予想するかもしれない。そのとおりだ。さらに、栄養補給と廃棄物除去の両方に血液システムが関与しているので、新たにニューロンが生まれた領域への血流が増えるのでは、とあなたは予想するかもしれない。

またしても正解だ。運動によってある領域が成長すると、そこを流れる血液の量は大幅に増える。この効果は、特に海馬で顕著だ。

脳内の血流が増える仕組みは、少なくともげっ歯類に関しては分子レベルで明かされつつある。運動は血管新生（新たな血管が生まれること）を促す。それを担うタンパク質は、VEGF（血管内皮増殖因子：Vascular endothelial growth factor）と呼ばれる。VEGFは、BDNFがニューロンに対して行うことを、血管に対して行う。すなわち、血管を成長させるのだ。

ただ歩くだけ、プールに入るだけでいい

それこそが、運動の驚くべき効果だ。運動は、加齢による衰えを遅らせるだけではない。脳の働きも良くする。しかも、その恩恵を得るのにオリンピック選手並みに努力する必要はない。ただ歩くだけ、あるいはプールに入るだけでいい。要は、『パイレーツ・オブ・カリビアン』の「靴紐のビル」になってはいけないということだ。

ビルは呪われていて、第3作の『ワールド・エンド』では、海賊船「フライング・ダッチマン」号の船底で死にそうになった。彼の手足は厚い板と化し、体や顔がフジツボやヒトデなどに覆われ、体は徐々に溶けて船の壁と融合していった。息子の婚約者と話すために船体から自分を引きはがすことができたが、それはほんのわずかな時間だった。ビルが船に戻ってもう一度動かなくなると、船は再び彼を吸収し始めた。

残念ながら、一部の人々は、老化プロセスがフライング・ダッチマン号の壁のように振る舞うのを許している。彼らはゆっくりと年月の壁に吸収され、ついにはまったく動かなくなる。

靴紐のビルのようになりたくなければ、あなたは体を動かす必要がある。もっとも、脳を強化するのに、多くを行う必要はない。必要とされるのは、信じがたいほどささやかな運動だ。

早足での歩行を週に2、3回しよう

研究によると、中程度の有酸素運動を30分ほど行っただけで、あなたの認知力は向上する。基本的には、会話ができないくらいの早足での歩行を週に2、3回すればいい（週5回、30分、を推奨する研究もある）。効果は用量依存的だ。つまり、運動すればするほど、脳の機能は向上する。だが、それには限界がある。ある研究では、高齢者が街路を週に300ブロック歩いたら灰白質が増えたが、週に72ブロックしか歩かない高齢者でも、同じ量の灰白質が増えた。研究者らはこれを「天井効果」と呼ぶ。

有酸素運動＋筋力トレーニングを

定期的な有酸素運動に加えて、筋力トレーニングも習慣にすれば、体型はどうあれ、さらに恩恵が得られる。筋力トレーニングも週に2、3回が望ましい。週1回では少なく、効果的でない。

これらのデータは強力な磁石のように、他のアドバイスを引き寄せる。その一つは、靴紐のビルの教訓に通じるものだ。高齢者は年を重ねるにつれてますます動かなくなる。それには多くの理由がある。体力の低下、節々の痛み、それに、不安やうつ病など。

研究者らはそのような高齢者のために、有酸素運動、ストレッチ、筋力トレーニングを含む運動プログラムを設計した。このプログラムに参加したのは、歩くことはできるが、SPPB（Short Physical Performance Battery）と呼ばれるテストで運動機能障害が認められた高齢者だ。

一連のプログラムを終えた被験者は、運動をしなかった対照群に比べて、週あたり104分長く歩けるようになった。加えて、それぞれの運動機能障害が大幅に改善した。船壁にへばりついた靴紐のビルのように家の中で座ってばかりいた高齢者を、定期的に外へ引っ張り出しただけで、効果が得られたのだ。

定期的な運動を始めよう

それこそが重要なのだ。なぜなら、ほんの少しの運動でも長く続ければ認知機能が向上し、アルツハイマー病になるリスクが減ることがわかっているからだ。毎朝、決まった時間に起きて自分で料理を作る、階段を上る、映画を観に行くといった日常の行動も、高齢者にとっては驚くほど効果がある。もぞもぞと動くだけで健康のプラスになる。

ある研究は、高齢者グループの運動習慣を4年にわたって追跡した。その研究では、わずかな運動、たとえば近所での散歩、庭を歩くこと、果ては、寝室から出ることさえチェックした。その結果、運動量が少なかった人は、「行動範囲が広い」人に比べて、アルツハイマーになる確率が2倍高かった。車椅子を使う人でさえ、運動はプラスになった。

結論。どんな種類でもいいから、定期的な運動を始めよう。あなたの体がそれを望まなくても、気にしなくていい。結局のところ、あなたが運動をするのは、体を動かすためではなく、脳を働かせるためなのだから。

老化と食品の研究の難しさ

ボストン在住のコンサルタント、タイラー・ヴィゲンのウェブサイトは、一見したところ、特に目をひくものではない。平凡な折れ線グラフがたくさん並んでいるだけのように見える。それぞれのグラフには、色の異なる2本の折れ線が描かれているが、その形はほぼ同じだ。

あるグラフの一方の線は「メイン州の離婚率」で、2000年から2009年にかけて下降している。もう一方は、「米国におけるひとり当たりのマーガリン消費量」。意外なことに、この2本の折れ線の形は驚くほどよく似ている。

もう一つの図表はさらに興味深い。一方の線は「米国におけるひとり当たりのチーズ消費量」。もう一方は「ベッドシーツで絡まって死亡した人の数」。こちらの2本もまったく同じ形だ。

これらのグラフは、本章とどんな関係があるのだろう。実のところそれは、わたしが次のテーマ「栄養と老化」に入るのをためらう理由なのだ。

高齢者の食事については数多くの研究がなされてきたが、それらの結論は、基本的に相関を述べたものだ。そしてヴィゲンのグラフがみごとに示したように、相関が見られるからといって、因果関係があるとは限らない。仮に因果関係があったとしても、どちらが原因でどちらが結果かという謎がつきまとう。しかも因果関係を調べた実験の大半は、動物実験だ。それらの結論のいずれが、人間の老化に関して意味があるだろう。そういうわけで、わたしは二の足を踏む。

それでもわたしは公正でありたい。人間の栄養に関する研究はきわめて難しく、驚くほど高くつく。食べ物は複雑で、単なるサンドイッチでさえ、数百もの生体分子を含む。食品からエネルギーを取り出す代謝機構も複雑で、指紋と同じくらい人によって異なる。このようにばらつきの激しいデータから真実を抽出するのは、フォークでスープを飲むようなものだ。そのうえ、この分野の研究資金は乏しい。

だからと言って、老化と栄養の関係を研究することに利がないわけではない。それどころか、英雄的でさえある。その素晴らしい成果をいくつかご紹介しよう。また、老化と食品とのつながりを見つけるために、先に述べた修復メカニズムの衰えというテーマに戻ることになる。まずは、進化がもたらした大食漢の話から始めよう。

酸化ストレスを中和する抗酸化物質

脳は、ダーウィン進化論が語る、遺伝子を次世代に残すという目的のために、大量のカロリーを消費する。脳の重さは体重のわずか2パーセント程度だが、総消費カロリーの20パーセントを消費する。また、脳は食べ物の好き嫌いが激しい。糖分は大好きだが、脂肪にはそっぽを向く。もし脳が脂肪を代謝できれば、あなたは何かを熟考するだけで、脂肪を落とすことができるだろう。しかし、残念ながら脳はバターより砂糖を好んで消費するので、ダイエットプログラムに数学のテストが組み込まれることは決してない。

腹ペコな脳の中のフリーラジカル

製造プロセスの常で、脳は働く過程で有毒なゴミをたくさん生成する。特に有害なのはフリーラジカルだ（自由（フリー）で過激（ラジカル）とは、元ヒッピーの高齢者にはたまらない名前だ）。フリーラジカルは、是が非でも取り除かなければならない。それが蓄積すると、細胞も組織も傷つく。その損傷は「酸化ストレス」と呼ばれる。どの組織も、過剰な酸化ストレスを受けると死ぬ。神経組織も例外ではないので、大変なことになる。

幸い、あなたの体は、この毒素を中和する一群の分子を持っている。中でもよく知られるのは、「抗酸化物質」だ。それらは、ペーパータオルがこぼれたオレンジジュースを吸収するように、有毒なゴミを取り除く。抗酸化物質には、スーパーオキシドディスムターゼのように聞き覚えのない名前のタンパク質から、ビタミンEのように馴染みのある分子まで、多くの種類がある。抗酸化物質や、修復を担当する他の分子が活発に働いている限り、ペーパータオルとオレンジジュースのバランスはとれている。致命的な分子は掃除され、体は健康を維持できる。

だが、残念なことに、年をとるにつれて、酸化ストレスに対する防衛機構は壊れていく。その分子たちはさまざまな理由から脱走をはかり、平凡な物質や栄養素に成り下がる。この脱走は、わたしたちが子育てを終えた頃から本格的に始まる。

これは実に悪い知らせだ。フリーラジカルは組織に蓄積し、わたしたちの体を徐々に汚染していく。体のどの部分にとってもその痛手は大きいが、特に脳にとって、被害は甚大だ。脳は、わたしたちが消費する全エネルギーの20パーセントを消費するため、何を食べるかが重大な意味を持ってくる。続く数ページに登場する「ファイトケミカル（植物性化学物質）」という言葉に注目してほしい。

二つの研究テーマ――食事の量と質

脳が大食漢であることを考えると、昔から、老化を食い止めようとする研究者らが、食事に注目してきたのは驚くほどのことではない。1913年、大富豪の実業家、ホレス・フレッチャーは、食べ物をよく噛むだけで若くなれる、と主張した。彼が推奨したのは、ひと口につき32回から75回噛むことだ。実のところ、ただゆっくりと食事をするだけで、あなたは体重を減らすことができる。肥満は早死と関係があるので、おそらくホレスはいいところに気づいていたのだろう。

歴史を振り返れば、「若返りの泉」を発見したと主張する人は多い。現代の研究者らは、そうした途方もない神話の真偽を確かめるべく、長生きについて研究し始めた。老化と食事に関する研究のテーマは二つある。食事の量と、食事の内容だ。

おそらく、食事は少ない方が良い

昔から言われることだが、食べ過ぎる人より腹八分目に保つ人の方が長生きし、不思議なことに、より幸せそうに見える。これは、少なくともげっ歯類に関しては、実験で確認された。マウスやラットの摂取カロリーを抑えると、普通に餌を食べた対照群より、寿命が50パーセントも長くなった。また、加齢がもたらす疾患（心臓血管障害、神経変性疾患、がん、糖尿病など）の発生率もかなり低下した。早く始めるほど、良い効果が得られた。実のところ、実験対象となったすべての動物の寿命が延びた。ショウジョウバエさえ長生きしたのだ。

人間にも同じ効果があるだろうか。もしそうなら、あなたもそうやって寿命を50パーセント延ばすことができるだろうか。答えははっきりしない。ある研究は、カロリー制限すれば、早死と関係のあるリスク要因を減らすことができる、と示唆する。この研究では、2年間にわたって、健康な37歳の人々の摂取カロリーを25パーセント減らした。そしてさまざまな生理学的マーカーと行動特性を調べて、カロリー制限しなかった対照群と比べた。

その結果は、ある意味で予想どおりだったが、驚くべきものでもあった。被験者は体重が10パーセント落ちた。他にも、加齢に伴う炎症と関係のある血中物質が減った（C－反応性タンパク質と呼ばれる有害分子は、対照群より47パーセントも少なかった）。予想外だったのは、カロリー制限によって睡眠の質が向上したことだ。彼らは（摂取エネルギーが少なかったにもかかわらず）よりエネルギッシュで、（常に飢えていたはずなのに）気分が安定していた。

これらの喜ばしい変化は寿命の伸長と関係があるが、実際に寿命が延びるかどうかはだれにもわからない。しかし、地球上のほぼすべての動物がそうなのに、人間だけが例外だとは考えにくい。実際、あなたは腹を満たさない方が強靭になれるようだ。カロリー制限を試したいのであれば、このページを医師に見せて、計画を立てるといいだろう。

地中海食が持つ効果とは？

別の研究者らは、食べ物の量ではなく種類に注目してきた。それらの研究でも、一貫した結果が得られた。それは南ヨーロッパの人々のような食事をとっている人にとっては、特に喜ばしい内容だった。

その食事とは、有名な地中海食のことだ。そう呼ばれるのは、ギリシア、イタリア、スペインなど地中海沿岸諸国でよく食べる食材を多用するからだ。数年前、『ニューイングランド・ジャーナル・オブ・メディシン』に画期的な論文が掲載された。その研究を行ったのは、ふさわしいことにスペインのグループだった。それはPREDIMED（地中海食による予防：Prevención con Dieta Mediterránea）研究と呼ばれる。研究者らは、地中海食をとる人は脳卒中などを含む心血管疾患にかかりにくく寿命も長い、という事実に触発されて、興味深いアイデアを思いついた。地中海食は脳卒中以外の脳の問題、たとえば加齢による記憶障害にも効果があるかどうか、試そうというのだ。

認知機能の低下を大幅に遅らせる

答えはイエスだった。地中海食には心血管疾患を防ぐ効果が認められたが、最も興味深い結果は、心血管の健康状態とは無関係に、認知機能の低下を大幅に遅らせる効果があったことだ。研究者らは、実行機能からワーキングメモリにいたる広範な認知機能に、地中海食が恩恵をもたらすことを示した。ある調査では被験者300人を無作為に3グループに分け、エクストラバージンオリーブオイルを含む地中海食、ナッツを含む地中海食、地中海食ではない食事をとらせ、4年にわたって追跡調査した。ナッツを含む地中海食をとった人々は、記憶テストのポイントが基準値を0・1上回った。オリーブオイルを含む地中海食のグループは0・04上回った。たいした上昇ではないと思えるかもしれないが、地中海食をとらなかった対照群が、基準値を0・17ポイント下回ったのに比べると、かなりの上昇だ。

認知機能（特に実行機能）や認知機能検査の数値（言うなれば、思考能力のGDPのようなもの）にも変化が見られた。これらに関しても、ナッツやオリーブオイルを含む地中海食は、対照群の食事よりはるかに良い数値を導いた。この結果は、無作為化した介入型の実験から得られたものだ。統計の専門家に聞かずとも、その有意性は確かだ。

マインド食は認知症リスクも下げる

肥満大国アメリカで行われた別の研究も、これらの結果を裏づけた。その一つは地中海食と高血圧予防のための「ダッシュ食」を組み合わせた「マインド食」に関するものだ。研究者らは、マインド食には、老化による認知機能の低下を防ぐだけでなく、認知症リスクを下げる効果もあることを発見した。

シカゴのラッシュ・アルツハイマー病センターのデイビッド・A・ベネット所長は同センターの縦断研究の結果を、『サイエンティフィック・アメリカン』誌上で次のように報告した。「（栄養疫学者の）マーサ・クレア・モリスは、ベリー、野菜、全粒粉、ナッツが豊富な、いわゆるマインド食は、アルツハイマー病の発症リスクを劇的に下げることを発見した」

この言葉はあなたが知りたいことを教えてくれる。「それらの食事のいったい何に効果があったのか？」。そのいくつかはおなじみの食材で、あなたのお母さんも主治医も同意するだろう。クリームソースはだめ。代わりに、たくさんの果物と野菜とマメ類、それに全粒穀物。加えて、魚を毎日。そして塩の代わりに、かぐわしい地中海のスパイス。

しかし、推奨されるもののいくつかは、あなたには馴染みがないはずだ。ナッツは脂肪が多いが、マインド食の重要な要素だ。油は脂肪太りの元だが、限られた量のオリーブオイルは脳の機能を高める。マインド食は地中海食とは少々異なり、ベリー類を多くとり、魚は1週間に1回に抑える。いずれもアメリカ人は普段、食べないものだ。だからこそ、マクドナルド食ではなく、地中海食（メディテレーニアン）と呼ばれる。

わたしのように懐疑的な科学者を納得させるには、まだまだ多くの研究が必要とされるが、現段階のデータが示唆する教えは、マイケル・ポーランの次の言葉に要約できるだろう。

「食べ物を食べなさい。食べ過ぎず、主に植物を」

ともあれ、地中海食やマインド食に関する研究は順調なスタートを切り、栄養に関する研究の中では初めてわたしを立ち上がらせ、「これは無視できないぞ」と言わしめた。それらを土台として、食事の効果を調べる研究が始まり、今も続いている。

続いてお伝えするのは、壁のポスターが思いのほか有益だったという話だ。

カロリー制限でホルミシスを刺激しよう

わたしが大学生だった頃、部屋の壁にポスターを貼るのが流行った。当時、人気だったあるポスターは、ウェイトを持ち上げるボディービルダーを描いていた。ご存じのとおり、ウェイトリフティングは筋線維に微細な損傷を起こし、それが修復されることによって筋肉を大きくしていく。修復プロセスが筋肉を成長させるのだ。

ポスターの若者のような体になるには、筋肉を継続的に傷つけなければならず、それは心地よいことではない。その証拠にポスターの若者は顔をしかめている。そして、キャプションはあの有名な「No pain, no gain（痛みなくして得るものなし）」だ（2番人気のポスターには、ビール腹の男がチーズバーガーにかぶりつくさまが描かれていて、キャプションは、「No pain? No pain!（痛みがなければ、痛くない）」だった）。

小さなストレスが良い効果をもたらす（「ホルミシス効果」と呼ばれる）という先のポスターの主張は、老化と戦うための食事について、思いがけないことを教えてくれる。すなわち、その効果の理由である。

カロリー制限で修復メカニズムを活性化する

生物学的に言えば、ホルミシスとは、細胞に継続的にストレスをかけて、分子レベルでの修復メカニズムを促進することだ。その細胞には、ニューロンも含まれる。小さなストレスでも継続的にかけていくと、やがて細胞は分子サイズの修復チームを招集し、修復作業を始める。これがホルミシスの仕組みだ。

しかしこの修復チームは、わたしたちが年をとると、引退し始める。このチームを呼び戻して、再び修復にあたらせることができれば、細胞は良い状態に保たれ、体はより健康になり、人は快適に年を重ねることができるはずだ。

カロリー制限と菜食中心の食事はどちらもホルミシス効果によって抗老化効果を及ぼすことが、少なくとも動物においては立証されており、人間についても、同じ効果が得られるという証拠が増えつつある。

この修復メカニズムは、タンパク質の合成ミスから細胞膜の損傷まで、すべてを修復する。また、ニューロンがより多くのカルシウムを取り込めるようにして、その活動を強化する。さらには、ニューロンの成長を促進するBDNFをはじめ、いくつかの成長因子の産生さえ後押しする。カロリー制限は、その主人が飢えていることを細胞に知らせて、ホルミシスを刺激する。したがって継続的にカロリーを制限すると、修復メカニズムも継続的に活性化する。

野菜に多く含まれるファイトケミカル

気をつけていただきたいのは、わたしは、実験での結果を得るために必要とされる厳しいカロリー制限を勧めているわけではない、ということだ。そのような厳しい制限を月にたった5日行っただけで加齢を逆行させられることが研究によって示されている。それ以上だと生理学的にマイナスの影響が出る恐れがある。しかし、月5回が適切という見方にだれもが同意しているわけでもない。

菜食中心のダイエットに効果があるのは、野菜にはファイトケミカルが多く含まれるからだ。ファイトケミカルはあなたの脳細胞に、自分たちは野菜だということを伝え続ける。これらのファイトケミカルは、引退しかけていた修復チーム（この場合は抗酸化物質のチーム）を呼び戻し、ゴミやフリーラジカル等々を掃除させる。それに加えて、あなたが運動すれば、血流が増えてゴミの除去がスムーズに進み、修復チームの働きはいっそう強力になる。

また、ファイトケミカルはＢＤＮＦの産生を促し、ニューロン新生のスピードを飛躍的に速める。わたしに言わせれば、野菜を食べるのはストレスだという体の気持ちはわからないでもないが、野菜を食べて自分の細胞に苦い思いをさせておけば、寿命を延ばす分子を刺激することができるのだ。

抗酸化サプリに効果はあるのか?

研究者らは、何を食べるべきかだけでなく、食べたものの効果についても理解し始めている。そして、食べ物の複雑さ、つまり、わたしを苛立たせる栄養研究の側面こそが、食べ物のアンチエイジング効果の本質であることが判明した。ビタミンEを始めとする、抗酸化作用をうたうサプリメントは、ほとんどの人にとって効果がない。飲んでも、たいていはそのまま排出される。つまり、たくさんのサプリメントをとっている人は、非常に高価な尿を排出しているだけなのだ。

食べ物のアンチエイジング効果の秘密は、果物や野菜の成分の相乗効果にあるらしく、多くはまだ解明されていない。進化の観点から見ても、これは辻褄があう。進化の途上で、人類が濃度の濃いビタミンやミネラルをとることはなかった。それは単に、自然界にそのようなものは存在しないからだ。それらの栄養素は昔も今も、植物という「宿主」の中に収納されている。そしてわたしたちは、自然から与えられるように、それらをとるよう進化してきた。薬局から与えられるように、ではない。

本章で述べた食べ物の恩恵を得たいのであれば、まず、部屋から出て、歩き、水泳し、あるいは単にもぞもぞ動き、それからファイトケミカルたっぷりの食事をとろう。

もちろん、小さめのお皿で。

Brain Rules

7 — 食事に気をつけて、運動しよう

まとめ

●年をとるにつれて、脳の修復メカニズムが破壊され、実行機能——感情調節と認知制御を可能にする一連の認知機能——が衰えていく。

●年齢に関係なく、体をよく動かすことは、脳の働きを良くすること（実行機能の向上）につながる。

●脳は、重さが体重の2パーセントしかないが、人が摂取するカロリーの20パーセントを消費する。

●カロリー制限は加齢に伴う炎症をもたらす化学物質を減らし、睡眠と気分を改善し、エネルギー・レベルを高める。こうしたことはすべて長寿につながる。

●野菜、ナッツ、オリーブオイル、果実、魚、全粒粉が豊富な食事（地中海食やマインド食など）は、ワーキングメモリを改善し、アルツハイマー病になるリスクを下げる。

Brain Rules — 8 —

思考を明晰にするために、十分な（しかし、長すぎない）睡眠をとろう

第8章

思考をクリアに保つ睡眠習慣

人生を振り返る時に、
熟睡できた夜のことを思い出す人はいない。

——作者不詳

昼寝している時を至福の時と感じる年になった。

——作者不詳

「良く眠ることよ！」。スザンナ・マシャット・ジョーンズは、リポーターの「長寿の秘訣は？」というありきたりの質問に、笑いながらそう答えた。それに、毎朝、スクランブルエッグ、グリッツ［粗挽きとうもろこしのお粥］、ベーコン4枚を食べていることを付け加えた。

スザンナ・ジョーンズの健康な生き方

そんな朝をジョーンズは何度も迎えていた。なにしろ、当時、彼女は世界最高齢の女性だった。2015年に116歳になり、アメリカでは、19世紀生まれで存命する最後の人だった。子どもはおらず、結婚は一度だけ、それも短期間で幕を閉じたが、100人以上いる甥と姪に愛情を注いだ。ジョーンズは一番上を大学に入れてやった。その投資は実を結び、その姪は博士号を取得し、後には、このおばの伝記を著した。

ジョーンズは、さらに気前のいいことに、アフリカ系アメリカ人向けの奨学金をスタートさせた。もっとも、彼女は決して裕福ではなかった。アラバマ州の小作人の家に生まれ、人生のほとんどをニューヨークで乳母や住み込み家政婦として過ごした。

朝食のベーコンを除けば、ジョーンズの生き方は、大半の人が「健康的なライフスタイル」と呼ぶものだった。タバコは吸わず、酒も飲まず、病院へは年に数回行く程度。年齢からすると驚くべきことだが、飲んでいた薬は二つだけ、一つは血圧の薬で、もう一つはマルチビタミン。そのうえ106歳までアパートのパトロール・チームで活躍していた。この驚異的な生命力の源泉は何だろう。彼女は毎晩10時間眠ったうえに、昼寝をとっていた。

はっきり言って本章には良いニュースより悪いニュースの方が多い。しかし、悪いニュースのいくつかは、ジョーンズのように十分な睡眠をとることができれば、防ぐことができる。高齢者のクオリティ・オブ・ライフ（生活の質）に睡眠が及ぼす影響を知るには、まず、睡眠の働き、眠る理由、睡眠サイクルについて少々知っておく必要がある。

また、本章では、睡眠不足が認知面に及ぼす影響についても語り、最終的に、どうすれば良質の睡眠をとることができるかについても述べよう。科学者の中には、体と脳の健康にとって、1日に行うことの中で睡眠が何より重要だと考える人もいる。1日というより、ひと晩というべきかもしれないが。

人にとって正常な睡眠サイクルとは

およそ29年を眠って過ごす

睡眠研究に関する以下の三つの真実を知ると、多くの人が驚くはずだ。

1　1日に何時間眠るべきかは、わかっていない。だれもが8時間の睡眠を必要とするわけではない。

2　正常な睡眠サイクルには、ほぼ覚醒している時間も含まれる。一般に、一晩に5回、覚醒する。

3　睡眠が必要な理由はようやくわかり始めたところだ。エネルギーを回復するためというのは、理由の一部にすぎない。

人間と睡眠との関わりの深さを思えば、その理解がこれほど遅れていることには、愕然とさせられる。あなたは85歳までに、25万時間を眠りの国で過ごす予定だ。一生のうちのおよそ29年である。

睡眠の最も驚くべき特徴の一つは、個人差がきわめて大きいことだ。睡眠には多くの変数が影響するため、一貫した説明は難しい。

眠りに影響を与えるもの

国も変数の一つだ。オランダ人の睡眠時間は平均で8時間4分。シンガポール人は7時間23分。これは、彼らが実際にとっている睡眠時間だが、必要とする睡眠時間も同じなのだろうか。今のところそれは不明だ。

睡眠はクロノタイプによっても異なる。クロノタイプとは、自然な睡眠／覚醒のサイクルで、いわゆる夜型・朝型のタイプだ。夜9時半に寝て、早朝からひと仕事する人もいれば、午前3時に寝て、ロックスター並みに夕方から起き出す人もいる。他にも、ストレス、孤独、それに、日中に飲む眠気覚まし（たとえば、コーヒー）などが影響する。

おそらく最も影響するのは、年齢だろう。新生児は1日に16時間、すやすやと眠る。一方、高齢者は通常、6時間以下だ。しかし、これらの数字を鵜呑みにしてはいけない。1日5時間の睡眠で足りる人がいるのに対して、11時間寝ても足りない人もいる。

「わたしは一晩に60分眠れば十分です」と言い張った70歳のイギリス女性もいた。それは彼女の思い違いで、睡眠学者が5夜にわたって調べたところ、一晩の睡眠時間は67分だった。ともあれ、彼女の行動と認知に不具合は認められなかったし、睡眠不足でもなかった。これは特別な例だが、睡眠時間の個人差は特別なことではない。

眠りやすさも個人差が大きい。イタリアの高齢者の44パーセント以上、フランスの高齢者の70パーセントは不眠に悩んでいるそうだ。米国とカナダの高齢者の約50パーセントが、眠りにくさを訴えている。この問題は二つのカテゴリーに分けることができる。一つは、睡眠学者らが「入眠潜時」と呼ぶ、覚醒から眠りに入るまでにかかる時間に関するものだ。もう一つは、睡眠の持続性に関するもので、こちらも多くの人の悩みの種になっている。

一つ確かなのは、睡眠の質が年齢とともに低下することだ。その理由を知るには、まず睡眠の働きを理解しなければならない。

ライトチーム VS ダークチーム

睡眠サイクルは、ある対立の結果だ。サッカーの熾烈な戦いを想像してみよう。両チームはあなたが亡くなるまで、毎日24時間戦い続ける。

一方のチームには明るい色のユニフォームを着せて、ライトチームと呼ぼう。このチームの目的はあなたを眠らせないことだ。ライトチームは廃棄物の処理がうまく、ホルモン、脳領域、体液の協力を得て、日中、あなたを起こしておこうとする。このチームの実体は、概日リズムの覚醒システムだ。「概日（サーカディアン）」は1959年に作られた言葉で、文字どおり「おおむね1日周期」という意味だ。

もう一方のチームの目的は正反対で、あなたを眠らせることだ。暗い色のユニフォームが似合うこのチームを、ダークチームと呼ぼう。このチームは一連の生物学的プロセスからなり、ホルモンと脳領域と体液の協力を得て、あなたをベッドに向かわせ、何時間も眠らせようとする。このチームの実体は、ホメオスタシス性睡眠衝動である。

この両チームは、あなたが生きている間ずっと、相互作用しながら徹底的に競いあう。引き分けはあり得ない。時間帯によって優劣ははっきりしていて、日中は覚醒システムが、夜間はホメオスタシス性睡眠衝動が、フィールドを支配する。この勝ったり負けたりが24時間サイクルで生じているが、意外にも太陽や空とは無関係だ。このサイクルは、仮にあなたが暗い洞窟の中で暮らしていても起きる。また、最近は24時間ではなく25時間サイクルだとも言われるが、地球の1日より1時間多い理由はわからない。

人はどのように眠るのか？

専門的には、「対抗過程説」と呼ばれる、この神経学的なサッカー試合は、脳波のパターンによって説明できる。脳波は、ヘアネットのようなEEG（脳波計）装置で大脳皮質の電気信号を測定することによって検出する。

レム睡眠とノンレム睡眠

朝はライトチームがフィールドを支配し、あなたの脳は、ベータ波と呼ばれる電気パターンを刻む。夜になるとダークチームが勢力を挽回し、ベータ波はよりリラックスしたアルファ波に変わり、人は眠りへと誘導される。

この睡眠プロセスにおいて、脳は段階的に深い眠りにおちていく。そして、眠り始めてから約90分後に、最も眠りの深い段階に行きつく。この最も深い睡眠は「徐波睡眠」と呼ばれ、デルタ波と呼ばれる大きくゆるやかな脳波を特徴とする。この眠りの底についている人を起こすのは難しい。

だが、不可能ではない。事実、90分後以降は、脳があなたを起こし始める。大きくゆるやかなデルタ波は消え、あなたは睡眠の谷底から抜け出て、再び坂を登り始める。すると、理由はわからないが、眼球がきょろきょろと動き始める。この段階は、急速眼球運動（Rapid Eye Movement）の頭文字から「レム睡眠」と呼ばれる。レム睡眠は、眠りの深い睡眠とは質的に異なり、目覚めるのは容易だ。かたや、眠りの深い睡眠は、急速眼球運動（レム）が起きないので「ノンレム睡眠」と呼ばれ、その最深部が徐波睡眠である。

もっとも、正常な睡眠では、レム睡眠の間も、目覚めることはない。やがてダークチームが主導権を取り返し、あなたは再び段階的に深い眠りに入っていく。そして、大きくゆるやかなデルタ波が戻ってきて、あなたは眠りの底で至福の60分を過ごす。

レム睡眠が訪れるのは1回だけではない。最初のレム睡眠は、レム-1と呼ばれ、通常、夜が終わるまでにあと4回、レム睡眠が訪れ、それぞれの後、あなたは再び深い睡眠へと誘導される。しかし5回目のレム睡眠の後には、ライトチームが優勢になり、あなたに朝の目覚めをもたらす。この両チームの戦いがCMで中断されることは決してない。あなたがどれほど抵抗しても、一方は朝になるとあなたを起こし、一方は夜になるとあなたを眠らせる。

しかし、それはあなたが高齢になるまでの話だ。両チームは依然としてリズムを保とうとするが、あなたが年をとるにつれて、それが難しくなる。

人はなぜ眠るのか——二つの発見

以上は、人は「いかに」眠るかについてだ。では、人は「なぜ」眠るのだろう。答えは明らかなように思える。人は眠らないといらいらして怒りっぽくなり、車のキーも忍耐力も見つけにくくなる。それに、疲労も感じる。ということは、睡眠はエネルギーの回復に役立っているのではないだろうか。

それは間違いだ。少なくとも部分的には間違っている。生体エネルギー分析によると、寝ることで節約できるエネルギーはわずか120カロリー、スープ1皿程度だ。その原因は脳にある。脳は大食漢で、あなたの消費カロリーの20パーセントを必要とし、しかも、あなたを生かしておくために夜昼なく働く。いずれにせよスープ1皿程度の節約ではたいして役に立たない。つまり、わたしたちが眠るのは、エネルギーを回復するためではないのだ。

では、なぜわたしたちは眠るのだろう。進化の観点から考えてみよう。東アフリカの広々とした草原で、真っ暗な夜中に、わずか10分でも、わたしたちと同じくらい脆弱な人を横たわらせるというのは、あまりにも馬鹿げた考えだ。しかしわたしたちの先祖はサバンナで毎晩、何時間もそうしていた。それもヒョウが活動的になる時間帯に、である。たかだか120カロリーを得るために、そんな危険に身をさらすのは割に合わない。

最近になってようやく、研究者たちはこの矛盾を解く鍵を手にした。その洞察は、脳の老化に関して重要な意味を持っている。人間がなぜ眠るかを理解するうえでブレークスルーになった二つの発見をこれからご紹介しよう。

[発見1] 学ぶために眠る

最初のブレークスルーは、主に記憶の研究からもたらされた。ご存じのとおり、日中、あなたの脳は、さまざまな活動を忙しく記録する。これは忘れていい、これは重要、これは後々検討しよう、と記憶システムは常に稼働している。このシステムには、少なくとも二つの領域が関わっている。

記憶のオフライン処理

一つ目は大脳皮質で、脳をラッピング・ペーパーのように包む知性の層だ。二つ目は海馬で、これまでに何度か話題にしたが、脳のより深いところにあるタツノオトシゴの形をした組織だ。記憶の形成中には、この二つの領域が連絡を取りあって、電気的なつながりを形成する。そうやって、記憶の断片を、後で処理できるよう所定の場所に保管しておく。

その「後で」とはいつのことだろう。科学者たちはそれが「その日の深夜、徐波睡眠中」だということを発見した。最も深い眠りの最中、脳は、日中に「後で見直す」の印をつけて保存した記憶を再び活性化する。その電気パターンを何回も繰り返すと、接続が強化され、記憶は堅牢になる。これは「記憶のオフライン処理」と呼ばれる。脳の中でこの重要な再活性化が起きなければ、何かを長期的に記憶することはできない。

これらのデータに驚くべき発見が隠されている。あなたは休むために眠るのではなく、学ぶために眠るのだ。夜はそれをするのに理想的な時間帯だ。なぜなら、脳の注意を競いあう他の情報が入ってこないからだ。

研究が進むにつれて、睡眠がその他にも、消化から免疫システムにいたる多くの機能を助けることがわかってきた。ゆっくりとではあるが、なぜ眠らなければならないかが解明されつつある。休息（レスト）するためではなく、リセットするためなのだ。十分にレストできなければ、リセットは難しい。

だが、悲しいことに、あなたが年をとると、十分なレストはしにくくなる。

睡眠のプロセスも経年劣化する

わが家の地下室には、箱が一つしまいこまれていて、それを見るとわたしは暗い気持ちになる。その中には、子どもたちが幼かった頃のビデオテープが入っている。

遅効性の酸に浸けおくようなもの

気が滅入るのは、その内容のせいではない。それらのビデオには大切にしたい思い出の数々が収められている。問題は、保存方法だ。このビデオテープはＶＨＳだ。最近気づいたのだが、そんな場所に置いておくのは、遅効性の酸の中に浸けておくようなものだ。化学的に侵食され、時がたつにつれて情報は失われる。この自然分解は急速に進むわけではなく、湿度や温度といった環境条件に左右される。

とは言え、今、何らかの行動を起こさなければ、いずれ情報は失われる。失われるというより、断片化する、と言うべきだろうか。（通常の湿度で）約15℃で保存すると、16年で損傷が目につくようになる。約20℃の場合は8年だ。わが家の一番古いテープは19年も前のものだ。気が滅入るのも当然だろう。

この時間の経過による自然な侵食は、まさに老化の本質である。磁気テープに保存されている情報も、脳に保存されている情報も、年月がたつと侵食される。そして睡眠も、この侵食を免れることはできない。睡眠も侵食され、断片化していくのだ。

具体的には、記憶する情報を取捨選択するために必要な徐波睡眠の量が、年をとるにつれて減っていく。20代では、徐波睡眠は睡眠時間の20パーセントを占めるが、70歳になる頃には、約9パーセントにまで減少する。

この変化を説明するために、おばあさんとその孫である20歳の青年、ノアの睡眠を比較してみよう。

2人はどちらも午後11時頃にベッドに入る。10分後、ノアは、スムーズにノンレム睡眠へと向かい、真夜中には徐波睡眠の大きくゆるやかな波をサーフィンしている。

しかしおばあさんの方は、睡眠の切り替えがスムーズにできない。彼女も同じ段階を下降していくが、11時30分頃、ノンレム睡眠のレベル2［レベル3と4が徐波睡眠］にたどりついたところで、ふいに目覚めてしまう。最初からやり直しだ。それでも真夜中には徐波睡眠に到着するが、ノアと違ってそこに長く滞在することができない。午前0時30分頃、もう一度目が覚める。また一からやり直しだ。

こんなふうに一晩中ピンポンゲームを繰り返し、最後に徐波睡眠の温泉につかることができるのは、午前2時30分頃だ。もっとも、そこに行きつければの話だが。これを睡眠の断片化と言う。かたや、ノアは、ノンレム／レム睡眠サイクルを4回から5回経験し、睡眠の波の全プロセスをスムーズに泳ぎきる。彼の睡眠は一晩中安定している。

ノアとおばあさんの睡眠を制御しているのは何か。それを説明するために、コロラド州ボルダーを訪ねよう。

睡眠サイクルをコントロールするSCN

コロラド州の丘陵地帯には、世界の核兵器のすべてを合わせたよりも破壊力のある機械が秘蔵されている。それが機能しなくなったら、現代社会のすべてに影響が及ぶ。警察、消防署、救急車の通信システムが突然働かなくなる。

世界で最も正確な原子時計

電力供給網には過剰な負荷がかかり、世界中で破滅的な停電が起きる。ウォール・ストリートと連動する世界の金融セクターは、てんかんの発作を起こしたかのように身動きできなくなり、超高速取引はフリーズする。衛星通信は混乱し、飛行機は、自分がどこを飛んでいるのかわからなくなる。スマホのGPSを使って移動中の人も同じだ。いずれにせよ、スマホは使えない。使えるのは事前にダウンロードしておいたモバイルゲームくらいのものだ。こうして現代社会は手足をもがれ、目も見えなくなり、フリーズする。

現代社会をこれほどまでに破壊し尽くすのは、いったいどのような最終兵器だろう。実を言えば、それはごく平凡なものだ。コロラドの丘に埋もれているのは一個の時計だ。と言っても、ただの時計ではない。世界で最も正確な原子時計、NIST-F2である。この時計は、セシウム原子固有の振動数を利用して、正確に「秒」を刻む。その数値が、世界中のインフラを同期化するための基準になる。この強力な時計が機能している限り、現代社会は安泰だ。この時計は3億年に1秒しか狂わない。

人体のセシウム時計――視交叉上核（SCN）

あなたの脳の深部に、わずか2万個ほどのニューロンから成る非常に小さな領域がある。それは、「視交叉上核（SCN）」と呼ばれ、目の数センチ後ろで、あなたの生活のリズムを刻んでいる。言うなれば人体のセシウム時計だ。そのリズムは、電気出力、ホルモン分泌、および遺伝子発現パターンによって生成され、測定もできる。SCNのリズムを刻む本能はとても強く、脳から摘出して皿で培養しても、24時間サイクルのリズムを刻み続ける。このSCNが、科学者が「人体の概日システム」と呼ぶものをコントロールしている。

年をとると良質の睡眠をとりにくくなるのは、SCNに原因がある。

概日システムは、独裁者さながらに独自のペースで機能する。しかし、そのスケジューリングは、外からの微調整が可能だ。それは、わたしたちが睡眠をいくらかコントロールできることを意味する。SCNは網膜から直接、時刻（光）の情報を受け取る。この情報は、SCNのリズムを地球の自転に同期させるのに役立つ。SCNはこの情報を使って、あなたを夜には眠らせ、昼間には覚醒させる（睡眠をコントロールするのはSCNだけではなく、たとえば、中核体温も重要な働きをする。また、SCNがリズムを刻むのは、睡眠のためだけではない。ストレスホルモンのコルチゾールは、概日システムにコントロールされており、消化もそうだ。それらが同時性を持つのは、多数の生物学的な「サブ・クロック」が体中に分散していて、セシウム時計と交信する携帯電話のように、SCNと交信しているからだ）。

SCNはどのようにして睡眠をコントロールしているのだろう？　この才気あふれる小さな脳領域は、脳幹を含む多くの脳領域と相互作用しながら、睡眠サイクルをコントロールしている。その手段になるのは、メラトニンなどのホルモンだ。メラトニンはSCN率いるチームの看板選手で、SCNの数センチ後ろにある松果体という豆粒くらいの小器官から分泌される。夜の間、SCNは松果体の蛇口を「オン」にして、メラトニンを血中に続々と送り込む。メラトニンは、一晩中、体内を循環し、午前9時頃まで、その血中濃度を下げようとしない。

断片的な睡眠は認知機能を傷つけるか

年をとるにつれて、睡眠が断片化するのはなぜだろう。高齢者の脳では、興味深い変化がいくつか起きる。すべて概日リズムに関わるもので、その最たるものはSCNの変化だ。

もっとも、SCNのニューロンの数や、全体のサイズが変わるわけではない。仮におばあさんと孫息子のノアの脳からSCNを取り出したとしても、外側の構造を調べただけでは、どちらがどちらのものなのか、見分けがつかないだろう。

睡眠認知仮説

だが、内部の働きはそうではない。SCNのリズム・システムの大半は、加齢によって変化する。電気出力が変化する。ペースを決めるホルモンの分泌能力が下がる。リズム誘導遺伝子の発現も減少する。これらはすべて、睡眠と覚醒に測定可能な影響を及ぼす。特に、メラトニンレベルとコルチゾールレベルへの影響は大きい。研究者らは、これらの変化は体全体に影響し、夜に良質の睡眠をとる能力にも当然ながら影響する、と考えている。ノアは気持ち良く眠っているのに、おばあさんがなかなか寝つけないのは、そういうわけだ。

このことは、おばあさんにとって害があるだろうか。睡眠の断片化は、認知機能を傷つけるのだろうか。研究者たちは、以前は「イエス」と答えていた。「睡眠認知仮説」は、加齢に伴う認知機能低下の大半は睡眠不足に原因がある、と主張していたのだ。

しかし、それが「仮説」と呼ばれていたのには理由がある。厳密な調査の結果、この仮説はあまりにも単純で、ほぼ間違っていることが明らかになった。当初、研究者らは、若者に適用したデータはそのまま高齢者にも使えると考えていた。以下の2例を見れば、その間違いがわかるだろう。

記憶

歌が頭の中で繰り返されるように、夜になると脳は昼間起きたことを何度も思い出す。この過剰再生（記憶のオフライン処理）については、長期記憶の定着をもたらすものとして、数ページ前に説明した。

後の調査によって、この記憶強化はおよそ60歳以下の人にしか起きないことが明らかになった。それは、皮質線条体ネットワークと呼ばれるネットワークが加齢に伴って変化するためだと考えられている。このネットワークは、脳の両半球を繋ぐループからなり、通常は目的を持って行動する時の感情に関与する。高齢者の記憶力が衰えるのは、睡眠が足りないからではなく、単にこのループが不活発になったせいなのだ。

研究者らが、記憶のオフライン処理能力に絞って高齢者の記憶力を調べたところ、高齢者はその恩恵をまったく受けられないことが明らかになった。

実行機能

睡眠不足になると、実行機能を含む多くの社会的行動を円滑に行えなくなると考えられている。その主な根拠になっているのは、アメリカの大学生を被験者とする睡眠遮断研究の結果だが、多くの研究者は、高齢者も睡眠を遮断すると同様の能力低下を示すはずだと、単純に仮定していた。だが、そうではなかった。高齢者を対象とする睡眠遮断研究では、衝動制御、ワーキングメモリ、集中力を含む実行機能の低下は認められなかった。

睡眠不足はなぜ高齢者に害を与えないのだろう。研究者の中には、老人の場合、認知機能はすでに衰えているので、それ以上悪化のしようがない、と考える人がいる。同様の気が滅入るような理由から、老人の認知機能は改善しない、と見ている人もいる。これは、「床効果」と呼ばれる。認知障害が床（最低値）に達し、上がりようも下がりようもない、という考え方だ。床というたとえの是非はともかく、状況はそれほど絶望的ではない。旧約聖書の教えが、わたしたちを正しい方向に導いてくれる。

良い睡眠習慣を早く始めよう

旧約聖書に登場するヨセフをご存じだろうか。ヨセフは家長ヤコブの下から2番目の息子で、古代エジプトの宰相になった。彼は、世界で最も奇妙なジョブ・インタビューを経て、その地位を得た。そのインタビューで彼は、ファラオが見た奇妙な二つの夢を読み解き、自らの能力をファラオに知らしめた。最初の夢では、7頭のよく肥えた美しい雌牛がナイル川から上がってきて、川辺の草を食べ始めた。するとその後から、やせ細った醜い7頭の雌牛が現れた（聖書には、ファラオは「あれほどひどいのは、エジプトでは見たことがない」と語ったと記されている）。その醜い雌牛たちは、スティーヴン・キングのホラー映画さながらに、どう猛な肉食獣と化し、肥えた雌牛を襲って、むさぼり食った。2番目の夢も同じようなホラー・ストーリーだったが、キャラクターは異なり、残忍な小麦の穂が登場した「実の入っていない穂が、実の入った穂を飲み込んだ」。ヨセフは、これらの夢が神の警告であることに気づいた。そしてファラオにこう進言した。「エジプトは7年間、大豊作が続いた後に、7年間、飢饉が続くでしょう。したがって、豊作の7年間に十分な食料を蓄えるべきです。そうすれば、飢饉の時期に人々の命を救うことができます」

こうして彼は、宰相の地位を得た。

ここにわたしたちが学ぶべき教えがある。それは、旱魃に備えて食料を備蓄するように、早い時期から加齢による睡眠の断片化に備えよ、というものだ。老後の認知機能低下を抑制したいのであれば、中年の頃から良い睡眠習慣を始めなければならない。

睡眠の研究者マイケル・スカリンはそう考えている。彼と同僚は、何らかのパターンを探して、およそ50年に及ぶ睡眠に関する文献を見直し、その結果をこう報告した。「青年期と中年期に良い睡眠習慣を保てば、認知機能が向上し、加齢による認知機能の低下を抑えることができる」

今、良い睡眠習慣を身につけておけば、認知的な飢饉が到来した時に、それが役に立つのだ。

【発見2】掃除するために眠る

最近、科学者は、もう一つの、あまり魅力的でない睡眠の機能を発見した。それはゴミの処理だ。あなたのスイッチが切れると、そちらのスイッチが入る。

わたしは研究のコンサルティングや講演会などの仕事のために、時として、眠れないほどひどいホテルに泊まることがある。そんなホテルの窓からは、都市の夜間勤務(ナイトシフト)の様子を見ることができる。大きな音を立てて人気のない道路を爆走し、ゴミ処理場へと急ぐゴミ収集車、さらに大きな音を立てて、路上の埃を取り除く街路清掃車。

脳もまた、ゴミ収集と街路掃除を必要とする。脳は日中、大量のエネルギーを消費するので、その組織には有害な廃棄物が大量に蓄積する。それらは、街路のゴミや埃と同様に、除去されなければならない。

グリムファティック・システム

素晴らしいことに、脳にはまさにそのためのシステムが備わっている。実のところ脳は多数の排水システムを持っており、それらの大半は、都市のゴミ収集車や清掃車と同じく、夜間に働く。その一つは、「グリムファティック・システム」と呼ばれ、以下のように働く。

あなたのニューロンは、生命を誕生させた海の水に似た塩水につかっている。脳に蓄積する廃棄物は、無責任な企業が近くの小川に汚染物質を垂れ流すように、この液体の中に排出される。幸い、細胞と分子とチャネルからなるグリムファティック・システムは、資金力豊かな米国環境保護庁のように稼働する。液体中のゴミを分離し、吸い上げて血液中に排出するのだ。おかげで有毒な老廃物は脳から取り除かれ、朝には尿として排出される。この作業は、徐波睡眠中に行われる。徐波睡眠と言えば学習が行われる睡眠段階だ。

また、それは加齢によって失われていく睡眠段階でもある。

有毒廃棄物が溜まるとどうなるか

ニューヨーク市は、ゴミ回収業者の労働争議が頻発することで知られるが、中でも1968年のストライキは、腐臭が漂うほどひどかった。

SCNの機能不全と脳のゴミ

ゴミ収集と道路清掃の業者が労働条件の改善を市に求めたが、拒否されたため、ストライキを起こした。当初、ストは散発的で、時々はゴミやがれきが取り除かれた。しかし徐々にゴミは増え、道路は通れなくなり、市は機能不全に陥った。市側は一部の業者にスト破りをさせたが、彼らはたちまちスト中の労働者に襲撃された。

ゴミの上にゴミが積み上げられ、交通は遮断され、耐えがたいほどの悪臭と、致命的な健康被害が発生した。さらに悪いことに、ストの最中に雪が降り、ゴミだらけの街を覆った。ストが終わって街が洗浄されることをだれもが強く望んだが、それがかなったのは1カ月後、多くの暴力が振るわれ、何人かが死んだ後だった。

ゴミ回収の停滞は、別の問題の核心でもある。その問題は、徐波睡眠中の人間の頭の中で起きる。年をとるにつれて睡眠が断片化し、徐波睡眠をとりにくくなる。この断片化をもたらすのは、睡眠／覚醒サイクルのペースを監督するSCNの劣化だ。徐波睡眠が減少すると脳内の清掃作業員は仕事を休み、ゴミの回収は徐々に散発的になっていく、と研究者は見ている。

そうなると、ニューヨークのゴミストライキのように、脳の中に有毒なゴミが蓄積する。このゴミが一定量を超すと脳組織の損傷が始まると研究者は考えている。その損傷は睡眠に関わる領域にも及ぶため、睡眠はますます断片化され、徐波睡眠が減り、さらに損傷が増える。

一部の睡眠研究者は、この損傷が最終的に認知機能の低下や認知症などをもたらすとしている。つまり、SCNの機能不全が徐波睡眠の減少を導き、そのせいでゴミの除去が停滞し、脳のさらなる損傷が導かれるのだ。

これは仮説の一つにすぎず、ニワトリが先か卵が先かに類したあいまいさもつきまとう。脳のゴミは、遺伝性疾患など、睡眠不足以外の理由でも蓄積する。そのゴミの量があるレベルに達すると、SCNが働かなくなり、それが残りのステップを引き起こす、とも考えられる。現時点では、SCNの故障がすべての始まりなのか、それとも他に原因があるのかはわかっていない。

筋の通った物語

だが、そもそもこの仮説はどこから生まれたのだろう。慢性的な睡眠不足がパーキンソン病やハンチントン病、アルツハイマー病など多くの神経変性疾患のリスク要因であることは、かねてより知られていた。この疫学的観察と一致する事実として、数年前に、客室乗務員（特に長距離の国際線に長く乗務した人々）に、アルツハイマー病の兆候と見なせる海馬の異常な萎縮が確認された。研究の結果、24時間周期が乱れると、（あらゆる職業で）システム全体の炎症や、有毒なゴミの回収不能が起きることがわかった。

以上のことは、アミロイド仮説を裏づける。有害なタンパク質、アミロイドβの凝集や蓄積がアルツハイマー病の原因であることは、今でははっきりと立証されている。睡眠不足が重なるにつれて、アミロイドβは消えにくくなるように見える。

したがって、睡眠不足はアルツハイマー病のリスク要因と見なせる。これに、人が目を覚ますたびにグリムファティック・システムがスローダウンするという事実を合わせると、筋の通った物語が見えてくる。アミロイドβが除去されず蓄積した結果、人はアルツハイマー病を発症するのだ。

これだけでも、どの年齢の人も良質な睡眠をとるべきだという主張の理由になる。しかし、これが唯一の理由ではない。寿命とメンタルヘルスもこの議論には関わってくる。次はその問題に取り組もう。

ちょうど良い睡眠時間は何時間？

『ゴルディロックスと3匹のクマ』の物語は、わたしたちが研究する生物学的プロセスと行動プロセスと重なる部分が多い。

金髪の少女ゴルディロックスは森の中で迷子になり、クマの一家が暮らす家を見つけた。お粥からロッキングチェア、ベッドの硬さにいたるまで、子グマのものだけが、「ちょうど良かった」。母グマと父グマのものは、デリケートなゴルディロックスにはそぐわなかった。この物語は、今なお面白く、教訓的でもある。

6時間から8時間の睡眠を

ここでは、クオリティ・オブ・ライフの向上をもたらす、最善の睡眠時間について説明する。また、上質なクオリティ・オブ・ライフを楽しみながら得られる最長の寿命についても述べよう。

この睡眠（横軸）とクオリティ・オブ・ライフ（縦軸）のグラフは逆U字を描く。睡眠は少なすぎても、多すぎてもいけない。中央が「ちょうどいい」睡眠時間だ。

睡眠障害は、わずらわしいだけでなく、致命的であることを数々の研究が示している。必要な睡眠時間をとれないと、寿命に影響する。2万1000人のフィンランド人の双子を対象とした研究によって、その時間もわかっている。

以下がその研究の結論だ。あなたは毎晩、6時間から8時間の睡眠をとらなければならない。それ以上でもそれ以下でもいけない。6時間を切ると、死亡リスクが女性では21パーセント、男性では26パーセント高まる。8時間を超すと、死亡リスクは女性では17パーセント、男性では24パーセント高まる。生活の質と量（寿命）の両方を最適化するには、「ちょうど良い」量の睡眠が必要だ。

この死亡リスクは、あらゆる原因による死について述べたものだ。その原因としてよく名前があがるのは、脳卒中、心臓病、血圧の問題、2型糖尿病、肥満など、高齢に関連する病気である。ここまでは驚くようなことではない。驚くべきは、若年層ではこの死亡リスクの数字がいっそう高くなることだ。たとえば、若い男性の場合、睡眠不足が続くと死亡リスクは129パーセントも高くなる。なぜ年齢層によってこのような差が出るのか、今のところその理由はわかっていない。

もっとも、これらの数値を鵜呑みにしてはいけない。データは信頼できるものだが、高校の数学で習ったとおり、統計上の数字は万人に適用できるわけではない。必要な睡眠時間は人によって異なる。

本章の冒頭で、さまざまな国の多くの高齢者が不眠に悩んでいることを述べたが、いくつかの理由からそれは軽視できない。一晩眠れなくても、不機嫌になる程度だが、何日も連続して眠れないと、認知機能が損なわれる恐れがある。記憶から問題解決能力まで、あらゆる機能が影響を受ける。

睡眠と心の病の関係

さらに悪いことに、慢性的な睡眠不足とメンタルヘルスとの間には深刻な関連がある。寝つくまでに30分以上かかる高齢者は、不安障害になるリスクが高い。その理由はおそらくあなたにも覚えがあるだろう。彼らは眠れないまま悩みごとについて考え始める。そして、終わりのない映画のように、同じ悩みを何度も振り返る。

この実りのない反芻は、どの年代の人にも害をもたらすが、とりわけ高齢者は悩みの種が尽きない。心や体をコントロールできないと感じがちで、病気の心配もあり、経済的な不安や人間関係の悩みも多い。そうこうするうちにたちまち30分がすぎ、シーツは汗で濡れるが、悩みは一つも解決しない。

うつ病も睡眠の断片化と関係がある。一般に、うつ病の高齢者は、すぐ眠りに落ちるが、眠り続けることができない。彼らの睡眠は最もたちが悪いのだ。

睡眠と心の病との間には、なぜこんな厄介なつながりがあるのだろう。それは不明だ。睡眠と情動障害に密接なつながりがあることは知られているが、どちらが原因でどちらが結果なのかはまだわかっていない。しかし幸いなことに、研究者らが良い睡眠の探究をあきらめる気配はない。中でも、睡眠学者の故ピーター・ハウリは、実際的な研究に着手した。

より良く眠るための9のコツ

ハウリはスイス生まれで、ドイツ訛りの英語を話し、人柄はマッターホルン並みに豪快だが、性質はロレックス並みに几帳面だった。アメリカに移住してから睡眠の研究に着手し、たちまちその世界で知られる存在になった。ミネソタ州ロチェスターのメイヨー睡眠障害センターのディレクターを長年にわたって務めた。

不眠症治療のバイブル

彼の研究のいくつかは新聞の見出しを飾った。彼は目覚まし時計を使わないことを提案した。不眠症の患者には、不眠症があなたを起こしておこうとしているのだから、眠ろうと努力してはいけない、と諭した。そして、ダイエット中の人が食事の記録をとるように、睡眠を記録することを勧めた。彼のアイデアは、その著作『アメリカからやってきた薬なしで不眠症を治す本（No More Sleepless Nights）』に結実し、同書は長年にわたって不眠症治療のバイブルになった。

ハウリの洞察のいくつかを、最近の発見とともに紹介する。しかし取り入れる際には、自分の状況をよく考えてからにしよう。かつてハウリは、「雪の結晶の形が一つひとつ違うように」睡眠の習慣は人それぞれだと、他の科学者に先んじて言った。

❶午後に注意を払おう

上質な睡眠をとりたければ、ベッドに入る4~6時間前から行動に気をつけなければならない。6時間前からはカフェインは厳禁だ。ニコチンもアルコールもだめ。昔からアルコールは眠気を誘うと言われてきたが、実際には、鎮静と刺激という両極の性質を持っている。最初は鎮静作用が働くが、ずっと後になって刺激作用が働く。アルコールを飲むと、特に夜が終わる頃のレム睡眠と徐波睡眠が短くなるのだ。運動は睡眠にとって大いにプラスになるが、一日の早い時間帯にやってほしい。近年の証拠も裏打ちするように、夜間に上質な睡眠をとるには、ベッドに入るずいぶん前から準備する必要がある。

❷睡眠のための場所を作ろう

家の中に、眠るための場所を設けよう。大半の人は、ベッドルームがその場所になるだろう。そこでは、食べたり、仕事をしたり、テレビを観たりしてはいけない。そこでしていいのは、眠ることだけだ(一つか二つ別の活動をするかもしれないが、それについては先に述べた運動に関するアドバイスを参照していただきたい)。

❸室温に配慮しよう

眠るのに最適な気温は、およそ18℃だ。寝室は涼しく保とう。必要なら扇風機を置こう。それは別の理由からもお勧めだ。扇風機は気温調節に役立つだけでなく、安定したホワイトノイズ[幅広い周波数成分を均等に含むノイズ]を出す。それは多くの人の眠気を誘う。

❹規則正しい睡眠習慣を作ろう

毎晩同じ時間に、涼しくした「眠るためだけ」の部屋に入り、毎朝同じ時間に起きる。例外はない。初めのうちはなかなか寝つけなくて、6時間から7時間の睡眠をとれないかもしれないが、朝は同じ時間に起きて、日課をリセットしよう。

❺体から発信されるサインに気を配ろう

可能なら、疲労を感じてから眠るようにしよう。そして夜中に目が覚めた場合は、ベッドで寝返りを繰り返していてはいけない。30分たっても眠れない場合は、ベッドから出て、(電子ブックではなく)紙製の本を読もう。退屈な本がお勧めだ。

❻光に配慮しよう

昼間は明るい光を浴び、夜は照明をおとす。アフリカの果てしない空の下で暮らしていた頃の、脳の経験を再現しよう。

❼ブルーライトを遠ざけよう

ラップトップ、テレビ、モバイル・デバイス等々、波長が380～500ナノメートルのブルーライトを発するものを遠ざけよう。脳はそれを昼間の日光だと思い込んで覚醒する。それには進化的理由がある。青は空の色だ。進化の途上で脳が青い空を見たのは、昼間だけだった。

❽日中は、多くの友だちと過ごそう

うつ病は睡眠の断片化をもたらすが、社会的交流にはうつ病を防ぐ強い効果がある。また、社会的交流は脳にとって大いに運動する機会になる。そして夜になると、疲れた脳は、徐波睡眠の緩やかな波にゆったりと漂うことができる。

❾睡眠日記をつけよう

これは、深刻な睡眠障害を抱え、専門家への相談を考えている人にとっては特に重要だ。シンプルな形としては、起床時間、就寝時間、夜中に何回起きたかを記録する。オンラインの本

書のサイトに、詳細なテンプレートを掲載した（ハウリの著書の付録のテンプレートもお勧めだ）。

以上の提案の大半は、メイヨー睡眠障害センターにおけるハウリの研究に基づくもので、睡眠研究の世界ではすでに常識となっている。もっとも、状況は人それぞれだ。ここでは基本的なことをお伝えしたが、睡眠障害をもたらす加齢に伴う痛みや遺伝的な個人差などには触れなかった。しかし、不眠症についてはあえて言及したい。

不眠症のための簡単な行動療法

ハウリが亡くなる数年前、高齢者の睡眠障害を改善するための、ある行動療法が試された。それはピッツバーグ大学の研究者らが開発したもので、「不眠症のための簡単な行動療法」と呼ばれた。

内容はごくシンプルだ。まず、被験者となる高齢者の「睡眠の基本的状況」を行動と生体現象の両面から調べた。測定には、アクチグラフ（ウェアラブルセンサーによる運動量の測定）と睡眠ポリグラフ検査（脳波や心電図など多項目を測定する）も含まれた。

また被験者らは、行動療法を始める前に、1時間の講習会に参加した。その講習会では、睡眠の働きについて、対抗過程説も含めて簡単に学び、この実験のルールについて説明を受けた。ルールは以下のとおり。

1　ベッドで過ごす時間を減らす（最短６時間まで）。
2　毎日のスケジュールを厳密に守り、前の晩によく眠れなくても、朝は同じ時間に起きる。
3　眠くなるまでベッドに横たわらない。
4　眠れない時には、長くベッドに留まらない。

この行動療法は４週間にわたって行われた。被験者は、最初の1時間の講習会に加えて、２週間後に30分の「再講習」を受けた。また、期間中、インストラクターが２、３度、被験者に電話をかけて、ルールを守っているかどうかをチェックした。そうして４週間後、被験者らは再び大学の研究室を訪れ、検査を受けた。

この行動療法の意図は、規則正しい睡眠スケジュールを守らせることによって、高齢者の頑固な不眠を解消することにあった。

55パーセントは不眠の症状が消える

ちょっとした努力のように見えるが、軽く見てはいけない。実験終了時、被験者の55パーセントは、不眠の症状が消えていた。深刻な睡眠障害に悩まされていた人々が、その悩みからすっかり解放されたのだ。その効果は、6カ月後にも観察された。64パーセントは劇的な改善を維持し、うち40パーセントは不眠症がすっかり回復していた。

この実験の興味深い点は、「何がなかったか」である。精神科のカウンセリングは受けなかった。睡眠薬も使わなかった（これは良いことだ。高齢者にとって、一般に処方される睡眠薬は総じて副作用が強すぎる。それでいて睡眠への効果はわずかだ）。

この実験は、「ライフスタイルを変えれば、老化がもたらすマイナスの影響に打ち勝つことができる」という、本書で何度も述べてきたテーマを体現する素晴らしい事例だ。「ライフスタイルを変える」とは、生活習慣を変えることを意味する。すなわち、真剣に生活習慣を変えれば、人生を長期的に改善することができるのだ。

本書ではこれまで、クオリティ・オブ・ライフを改善して、寿命を延ばす方法について述べてきた。人は、わずか10年から20年先には死が待ち受けていることを自覚すれば、必ず、老化の進行を止めることはできるだろうか、老化のスピードを落としたり、その進行をすっかり止めたりできるだろうか、と自問するようになる。

この先では、寿命を延ばす試みについて語ろう。そうやって最後にもう一度、サイエンスとSFの違いを確認しよう。

Brain Rules — 8 — 思考を明晰にするために、十分な（しかし、長すぎない）睡眠をとろう

まとめ

- 科学者は、人間が一晩に何時間の睡眠を必要とするのかを知らない。なぜ眠る必要があるのかも、完全には解明されていない。
- 睡眠サイクルは、人を起こしておこうとするホルモンや脳領域などと、眠らせようとするホルモンや脳領域などとの拮抗から生まれる。これを対抗過程説と呼ぶ。
- 睡眠は、エネルギーの回復よりも、記憶の定着と、脳内のゴミの掃除に深く関わっていることが近年明らかになった。
- 年をとると、睡眠サイクルは断片化する。特に、脳内のゴミを掃除する睡眠段階（徐波睡眠）において断片化が顕著だ。
- 中年になるまでに良い睡眠習慣（規則正しい睡眠習慣、就寝の6時間前以降はカフェイン、アルコール、ニコチンをとらない）を身につけると、老年期に、睡眠不足がもたらす認知低下を避けることができる。

4

脳に良いライフスタイルで過ごそう

Brain Rules ― 9 ―

永遠に生きることはできない、少なくとも今のところは

第9章

なぜあの人の脳は衰えないのか

たくさんの人が永遠の命を願っているが、
その多くは、日曜の午後に雨が降っていたら、
何をして過ごせばいいだろうと、途方に暮れる。

——スーザン・アーツ（イギリスの小説家）

自分の作品によって不朽の名声を得たいとは思わないが、
死なないことによってそれを得たい。

——ウディ・アレン

あの元気な老人たちをご存じだろうか？ 80歳を超えて一戸建てに住み、自分で芝生の手入れをし、活発で軽やかで、その心の輝きは宇宙からでも見えそうな彼ら・彼女らは、「スーパーエイジャー」と呼ばれる。スーパーエイジャーは自分のことを老人だとは思っていないし、行

動もまったく老人らしくない。記憶力テストでは50歳並みのスコアを出す。それに、平均寿命より長生きしがちだ。

加齢は病気ではないと知ろう

スーパーエイジャーは、どうすれば彼らのように長生きできるかについて、何を教えてくれるだろうか。それ以上にわたしたちが知りたいのは、「どのくらい」長生きできるか、である。この謎については、専門家から変人まで、さまざまな人が何世紀にもわたって探究してきたが、今も答えは得られていない。

たとえば、すでに何人かの人が、自分の脳を超低温で保存し、科学が発展してその脳を損傷なく解凍し、意識を持つ存在へと復元できるようになるのを待っている。また、少なくともひとりの大統領候補者は、2016年の大統領選で、「不老不死」の探究を公約にした。

彼は車体に「不老不死バス」とペイントした棺桶のような形のRV車で全米をまわった。「次の重要な市民権論争は、超人間主義（トランスヒューマニズム）に関するものになると、わたしは確信する。すなわち、人間は科学とテクノロジーを用いて死を乗り越え、はるかに強い種になるべきか否か、という論争だ」と彼は言う。わたしは科学者として、この人々がそこまで科学に期待してくれていることがうれしい。いずれも見当違いな期待だとは思うけれど。

グリーンランド沖に生息するニシオンデンザメは、最長で5世紀も生きる。しかし、わたしたち人間はせいぜい1世紀だ。こうした生物の寿命を決めている複雑なシステムの謎が、近年解き明かされつつある。

熱心な科学者たちは、実験動物の加齢と長寿の仕組みに手を加えて、それらの寿命を大幅に延ばしてきた。その一方でエセ科学者は、大雑把な研究を根拠として、永遠に生きることは可能だと主張する。彼らが手を加えるのは、生物の仕組みではなく、真実だ。

本章では、正当な科学の偉大な進歩を見ていきたい。

最初にはっきりさせておきたいのは、思春期が病気でないのと同様に、加齢は病気ではないということだ。それは自然のプロセスだが、往々にして誤解されている。人は年をとったから死ぬのではない。この地球で長い年月を過ごしたせいで、さまざまな生物学的システムが壊れたから死ぬのだ(多くの人にとって一番壊れやすいのは心血管系である)。

したがって、当然ながら科学者は加齢を病気とは見なさないし、その「治療法」を探そうとはしない。彼らが探究しているのは、なぜ衰えるかではなく、なぜ衰えないか、なのだ。

なぜ衰えないか。その答えはもっと興味深い。

寿命は遺伝で決まるのか？

この疑問について調べた優れた研究の大半は、どういうわけか英国で行われた。長期的で費用のかかるそれらの研究では、多くの人の誕生から今日までを追跡し、生理機能から気力まで、あらゆることを調べた。「National Survey of Health and Development（国民健康発達調査）」は1946年に5000人を対象として始まり、今も続行中だ。「National Child Development Study（子どもの発達調査）」は、1958年に生まれた1万7000人の英国人の人生を追跡している。最大規模の研究の一つは、「Millennium Cohort Study（ミレニアム・コホート研究）」で、2000年から2002年までに生まれた1万9000人を研究の網に取り込んだ。

そしてこの研究からいくつかの明確なパターンが明らかになった。その一つは「スーパーエイジャー」に関するものだ。

ウェルダリー：健康な高齢者

これらの元気な高齢者の脳を、MRIなどの非侵襲的脳画像診断で調べたところ、驚くべき傾向が見つかった。彼らの脳は、とても80代の脳のようには見えなかった。皮質、とりわけ前帯状皮質は、ぶ厚く、活発に働いていた。この領域は、認知制御、感情調節、意識的経験と関連がある。そのような脳の健全さは、測定可能な行動として表出した。科学者らはこのような高齢者を「ウェルダリー（Well＋elderly：健康な高齢者）」と名づけた。

ウェルダリーの認知機能の高さは、遺伝的なものと思われる。たとえば、あるスコットランドの研究では、１９３２年に11歳の子どものＩＱを測定し、66年後、77歳になった彼らのＩＱを再び測定した。その結果、この高齢者らの認知機能はたった一つの要因、すなわち１９３２年にどのくらい賢かったかによって予測できることがわかった。ある遺伝学者の言葉を借りれば、「11歳時のＩＱ値は、77歳時のＩＱ分散の50パーセントを予測する」。つまり、子どもの頃のＩＱは、60年後のＩＱを驚くべき正確さで予言するのだ。他に影響する要因は見られなかった。社会的活動も教育レベルも身体活動その他も一切、影響しなかった。

寿命も、ＤＮＡに刻み込まれているのだろうか。他の研究者らは遠慮がちに「イエス」と言う。いくつもの研究が、寿命は多くの遺伝子の寄与によって決まり（多遺伝子性）、遺伝子によって寿命に影響する強さは異なることを明らかにした。結論から言えば、人の寿命の25パーセントから33パーセントは、いかにうまく両親を選んだかによって決まるのだ。もしあなたに１００歳以上の親戚が何人もいるのであれば、あなたも１００歳まで生きる可能性が高い。

そうでないわたしたちにとって、これは何を意味するのだろう。ウェルダリーが存在し、彼らには年齢を感じさせない特徴が共通して見られることから、研究者らは、「若返りの泉」は探す価値があると考えている。ある人々が元気に長生きする理由がわかれば、他の人々の寿命を延ばす方法もおそらく見出せるだろう。すでに実験動物ではこの取り組みは実を結んだ。しかも、それは思うほど難しくなかった。

遺伝子の変異で寿命を延ばす

コメディ・グループのモンティ・パイソンがそれを知っているかどうかはわからないが、ある遺伝子変異の名前は、彼らの映画に因むものだ。その映画『モンティ・パイソン・アンド・ホーリー・グレイル』では、伝染病に罹った人が、墓に運ばれる途中で、「俺はまだ死んでいない！」と叫ぶ。そこで、死んでいるかどうかという言い争いが、本人も交えて始まる。くだんの遺伝子変異は、ミバエで単離（クローニング）され、その寿命を2倍に延ばした。

長寿遺伝子――インディ遺伝子

この遺伝子の単離を成功させたのはスティーヴン・ヘルファンドだが、その土台になったのは、マイケル・ローズが1970年代に行った研究だ。それはセックスに関する研究だった。ローズは、自然選択は生殖年齢をすぎたものには興味がない、という摂理を真剣に捉えて、こんな疑問を抱いた。もし一群のミバエを捕えて、高齢になるまでつがわせなかったらどうなるだろう（ミバエの場合、50日程度で高齢になるので、答えはすぐ得られる）。そうやって、寿命ぎりぎりの、もうじき死にそうなミバエだけが、遺伝子を次世代に伝えられるようにする。そこまで生きられなかったミバエは、つがうことができず、タマゴも残せない。多世代にわたってそのような「年齢による選択」を繰り返せば、高齢になっても生殖可能で、かつ長命な動物を、誕生させられるだろうか。

ローズは、わずか12世代でその答えを得た。年齢による選択を繰り返したミバエは長生きするようになったのだ。最終的に、ローズは長命なハエの個体群を作り出し、「メトセラ［聖書に登場する長命な人の名前］」と名づけた。そのハエたちは、通常120日ほど生きる。

こうしたデータは寿命延長の研究を勢いづけた。以来、研究は大幅に進歩し、より詳しく正確なものになった。やがて科学者たちは、昆虫のある遺伝子を変異させれば、何世代も待たなくても寿命を延ばせることを発見した。ここでモンティ・パイソンの登場となる。その遺伝子は“I'm not dead”（わたしは死んでいない）の頭文字からインディ（Indy）遺伝子と名づけられたのだ。長寿遺伝子にはぴったりの名だ。

マウスでも長寿化に成功

ミバエは、研究者が長寿化に成功した唯一の生き物ではない。今日では、イースト菌からマウスにいたる多くの生物で同様の結果が得られている。中でもマウスは重要だ。脊椎動物で、しかもわたしたちと同じ哺乳類だから。

マウスの研究は食事から始まった。いや、実際には、食事を抜くことからだ。運動の章で述べたように、カロリーを制限されたげっ歯類は、普通に餌を与えられたものより長生きする。そのことから、ある研究者らは、成長と代謝に関与する遺伝子が長寿にも関わっているのではないかと予想した。一般的にマウスの寿命は2年ほどだが、特定の遺伝子に干渉することでその寿命を延ばせるのではないか、と彼らは考えた。

そこで彼らは、遺伝子ノックアウト〔特定の遺伝子を欠損させる技術〕によって、すべて標準的だが、一つの遺伝子だけが文字どおり「ノックアウト」されて、機能しないマウスを作り出した。ターゲットにしたのは、成長ホルモン受容体遺伝子である。

GHR-KO11Cという味気ない名前をつけられたこの小人症のマウスは、2歳の誕生日を迎えた後も生き続けた。4回目の誕生日を祝う頃には、研究者らは何か特別なことが起きていることに気づいていた。だがそれがどれほど特別かは、まだわかっていなかった。GHR-KO11Cはさらに1年近く生き、5回目の誕生日の直前に死んだ。人間で言えば180年近く生きたことになる。

研究者らは、他にも実験室ではおなじみの動物の、寿命の延ばし方を知っている。カエノラブディティス・エレガンスという舌を噛みそうな名前の回虫（Cエレガンス）では、特に目覚ましい成果を出した。age-1と呼ばれる遺伝子変異体を持つCエレガンスは270日以上生きる。普通のCエレガンスの寿命がわずか21日程度であることを思うと、これは驚くべきことだ。人間なら800年近く生きることになる。

とてつもないことのように思えるが、がん細胞の能力に比べると、たいしたことではない。

ヒーラ細胞はなぜ不死化したか

わたしがポスドクとしてがん細胞の研究に取り組んでいた頃に、もしもだれかから、そのがん細胞は将来、オプラ・ウィンフリー製作総指揮・主演の映画のテーマになり、米国国立衛生研究所の首脳陣を震撼させ、世界最高の科学誌である『サイエンス』誌を巻き込んでの訴訟の原因になる、と聞かされても、わたしは信じられなかっただろう。

世界で最も有名なヒト組織

また、この細胞は増殖能力がきわめて高く、他の細胞に紛れ込んで汚染する恐れさえあるが、そのすべてが、わたしが生まれる何年も前に亡くなったひとりの女性に由来するものだと聞かされても、やはり信じなかっただろう。だが、それがまさに起きたことだ。

この細胞は「ヒーラ細胞」と呼ばれ、世界で最も有名なヒト組織の一つだ。

ヒーラ細胞は、ウィンフリーと同様、貧しい生まれだ。その細胞は、ヴァージニア州のタバコ農婦、ヘンリエッタ・ラックスのものだった。ラックスは結婚後、メリーランド州に引っ越し、そこで重篤な子宮頸癌と診断された。その治療の過程で、医師らは本人の許可を得ないまま腫瘍細胞を取り出し、研究科学者らに渡した。本人の同意を得なかったことが後に、先述の騒動を引き起こした。彼女の腫瘍細胞をもらった研究者らは、がん細胞の働きを理解するために、それを培養液の入ったシャーレに入れた（この作業を組織培養と呼ぶ）。

ラックスは1951年に亡くなったが、彼女の細胞は死ななかった。他の培養細胞と違って、彼女の細胞は驚くべきことに成長と分裂を続けた。それは今も続いており、だからこそ、ラックスが亡くなった数十年後に、駆け出しの科学者だったわたしもそれを使うことができたのだ。科学者らはヒーラ細胞を冷凍し、解凍し、分裂させ、他の科学者に郵送し、適切な世話をして、際限なく成長させた。空想物語のように聞こえるかもしれないが、ヒーラ細胞は不死化した、と科学者らは言う。現在では、残忍にもがん細胞化することによって、ヒト細胞の多くのタイプを不死化できることがわかっている。

そう、不死化だ。数多くの研究者がその理由を突き止めようとしては、しくじってきた。

テロメアがなくなると細胞が死ぬ

その謎の答えの一部は、きわめて明晰な科学者からもたらされた。レナード・ヘイフリックは伝説的な加齢研究者で、健康な細胞の分裂回数には限界があることを、他に先駆けて証明した。言うなれば、細胞の中では分子サイズの会計士が分裂回数を記録しており、それが限界値に達すると、分裂をやめるよう命令するのだ。分裂をやめることは老化と死につながる。この限界は「ヘイフリック限界」と呼ばれている。

レプリコメーター

この会計士は、国税局の査察官並みに鋭い。あなたが培養細胞を分裂させ、いったん冷凍し、解凍して分裂を再開させたとしても、この会計士は細胞の分裂回数をリセットせず、冷凍前の回数から再スタートさせる。ヘイフリックはこの会計士をレプリコメーターと名づけた。

彼の研究は、多くの研究課題を生んだ。細胞が不死化するのは、レプリコメーターが壊れたからなのか。レプリコメーターを分離できれば、長寿の秘訣を分子レベルで理解できるのではないか。

その後、レプリコメーターの働きは解明され、それを発見した科学者にノーベル賞をもたらした。もっとも、それはヘイフリックではなく、サンフランシスコ湾の対岸［カリフォルニア大学バークレー校］で研究する同業者だった。では、レプリコメーターの働きとは？　それを理解するには、あなたは高校卒業以来おそらく勉強していなかった生物学の概念を少々おさらいしなければならない。

すでに述べたとおり、細胞の核には、DNAという言語で書かれたあなたの百科事典が収納されている。その百科事典は全46巻からなり、各巻は染色体と呼ばれる。細胞の生涯のある段階で、染色体はxのような形になる。この時、核は、アルファベットが浮かぶスープで満たされたボウルのようになる。もっとも、そのアルファベットはxだけだ。

染色体の先端

この染色体の先端が、細胞の生存の物語において非常に重要な役目を果たす。そこはDNAとどろどろのタンパク質からなる特別な構造をしており、「テロメア」と呼ばれる。テロメアでは、同じ塩基配列（哺乳類ではTTAGGG）が反復する。テロメアの役割は、ある重要な機能の邪魔をすることだ。それについてこれからご説明しよう。

すべての生物と同様に、細胞は繁殖をしたがる。と言っても、興奮とは無縁の淡々とした繁殖だ。このプロセスは有糸分裂と呼ばれる。有糸分裂は、DNAの複製、すなわち染色体の複製から始まる。その仕事をするのはミクロのコピー機で、それが染色体上のDNA配列を忠実に複製していく。それが終わると、細胞はまっぷたつに割れて、2個の「娘細胞（じょうさいぼう）」になる。複製されて二つになった染色体は、それぞれこの娘細胞に入る。

この複製に関して、やっかいな問題が一つある。それは、染色体の先端に行き着いたコピー機がねばねばしたテロメアに捉えられて、動けなくなることだ。そのせいで、先端のDNA数文字を読み取れなくなる。では、どうするか？　コピー機は読み取りをあきらめ、そこから剥がれ落ちる。そのせいで先端の数文字は複製されない。これは特別なことではなく、細胞が分裂するたびに、すべての染色体で起きる。

いくつかの細胞は72時間ごとに分裂するので、その染色体の先端（テロメア）は週を追うごとに短くなっていく。研究者らは今では、テロメアは一種の終末時計になっていると考えている。テロメアがすっかりなくなると、細胞は分裂をあきらめて死ぬ。

このカウントダウンが、ヘイフリック限界の土台だ。この仕組みがレプリコメーターの本質であり、人間が地球上で１００年ほどしか生きられない理由なのだ。

テロメラーゼとがん細胞

細胞は死刑囚と同じく、時を刻む時計の音が、死が近づいてくる音だということを知っている。そうであれば、細胞は何らかの対策を講じて、染色体の先の致命的な短縮を防ごうとするのではないかと、あなたは考えるだろう。おそらくそのとおりだ。

限りなく分裂し続ける細胞——がん

多くの細胞は、テロメラーゼと呼ばれる酵素を持っている。その仕事は、テロメアの端を見つけて、「補綴」用の配列をくっつけ、テロメアを伸ばすことだ。しかし、連邦政府と同じく、テロメラーゼはあまりうまく機能しない。そのため多くの細胞は、終末時計を止めることができない。

それは実際には良いことだ。もしテロメラーゼが、テロメアの端を見つけたらいつでも修復できるのであれば、「時間切れ」のシグナルは存在しないことになる。細胞は際限なく分裂し、十分な栄養を与えられる限り、死ぬことはない。つまり、不死になるのだ。そのように限りなく分裂し続ける細胞には、すでに名前もついている。「がん細胞」である。

ラックスが亡くなってから半世紀もたった後に、彼女の細胞をわたしが研究できた理由を、これでおわかりいただけただろう。がんは細胞の死をオプションにしたのだ。

だとしたら、あなたは多くの細胞がテロメラーゼに勝手な振る舞いをさせないことを、ありがたく思うはずだ（中には、テロメラーゼを入手できない細胞もある）。しかし、その結果は、細胞の死であり、組織の死であり、最終的にはあなたの死だ。これは、奇妙な現実につながる。生化学的生存のねじれた論理によると、死は、あなたをがんにしないための、自然の方策なのだ。

かつてテロメラーゼは、長寿の鍵と見なされていた。その機能が発見された時、それを十分伸ばすことができれば、寿命も延びるのではないか、と人々は期待した。しかし、このアイデアを確かめる試みは失敗した。研究者はたいてい、より多くのがん細胞を得るだけに終わった。

テロメアとテロメラーゼを理解することが重要だ。エリザベス・ブラックバーンらはテロメアとテロメラーゼを発見した功績により、ノーベル賞を受賞した。長寿とテロメラーゼには、おそらくまだわかっていない何らかの関係があるだろう。しかし、長寿の複雑さについて言えば、遺伝子操作によって人を500歳まで生かすというのは、現段階では遠い夢でしかない。今も多くの研究者は、どうすればわたしたちの大半を100歳まで生かすことができるかという問題に取り組んでいる。

長寿遺伝子の興亡

歴史家エドワード・ギボンは、複雑性について教訓をもたらした。ギボンは子どもの頃は体が弱く、長じてからは親に恋愛を禁じられ、生涯独身を通した。

彼はそうした悲しい現実に目を背け、優れた知性を遠い過去の歴史に向けた。やがて古代ローマ史の専門家になり、アメリカ独立戦争の頃に、いくつかの伝説的著作を発表した。中でも有名なのは、『ローマ帝国衰亡史』だ。

ローマは帝国の心臓部に大打撃を受けていきなり滅亡したわけではない、と彼は主張する。そうではなく、何千もの小さな社会的針や政治的針で刺され、出血が続いたせいで、死んだのだ。これらの針には、自己中心的な思想（市民が「市民道徳」を失った）、軍の弱体化（帝国の防衛を、報酬目当ての傭兵にまかせた）、キリスト教（天国への期待が、現実生活への無関心を招いた）等々、幅広い要素が含まれる。これらの文化的な小さな切り傷のせいで、その時代最大の帝国はじわじわと出血し、ついには力尽きて死んだ、とギボンは見ている。

加齢と寿命も、それによく似ている。多くのランダムな退行プロセスが蓄積していくせいで、わたしたちは衰え、年老いていく。長寿遺伝子（おそらくテロメラーゼを生成する遺伝子もその一つだ）はその衰退に対抗しようとするが、効果は弱い。

ここで、長寿に貢献する他の要因をいくつか挙げよう。サーチュイン遺伝子、インスリン様成長因子1（ＩＧＦ－1）、ラパマイシン標的タンパク質（ｍＴＯＲ）経路である。

サーチュインを増やす食事

イースト菌、回虫、ミバエ、マウスといった、実験室ではおなじみの面々では、この貴族的な響きの名前を持つタンパク質族（酵素）が多く生産されると、寿命が延びる。たとえばサーチュインを過剰生産するマウスは、感染症への抵抗力が強く、持久力があり、臓器の機能が全般的に優れている。

あなたがマウスでないとしても、ここに良い知らせがある。サーチュインの量を増やすのにサーチュイン遺伝子を操作する必要はない。カルコンやフラボンやアントシアニンやレスベラトロールといったエキゾチックな名前の生化学物質を摂取するだけでいいのだ。最初の三つは果物や野菜に含まれ、最後のレスベラトロールはワインに含まれる。地中海式ダイエットやマインドダイエットとワインという組み合わせには寿命を延ばす効果がある、と科学者は考えている。なぜなら、それらは野菜をふんだんに含み、効果を裏づけるデータもふんだんにあるからだ。

IGF-1が少ないほど寿命が長くなる

IGF-1、正式名、インスリン様成長因子1は、生産量が少ないと寿命が延びる。つまり、サーチュインと違って、IGF-1が少ない人ほど、寿命が長くなる。「人」と言ったのは、その因果関係が人間で広く示されているからだ。それを発見した論文のタイトルがすべてを語っている。「インスリン様成長因子のレベルの低さは、人間において、例外的な長寿を予測する」

さらなる研究によって、その寿命伸長効果は性選択的であることがわかった。IGF-1の少なさが長寿を予言するのは女性だけなのだ。男性でIGF-1が少ないほど長生きできるのは、不幸にもがんの病歴がある人だけだ。IGF-1は「成長因子」なので、それが多いとがんも成長しやすくなるのは驚くにあたらない。

ラパマイシン標的タンパク質（mTOR）経路を抑制するラパマイシン

最後の要因は、その構造（経路と呼ばれることに注目しよう）からも、細胞レベルでの働きからも興味深い。この経路の実体はタンパク質の複合体で、いくらかはビタミン剤として成長を促進し、いくらかは精神分析医として細胞のストレス反応に関わっている。しかし、mTORは生物の成長だけでなく老化も促進するため、実験動物では、mTOR経路の能力を落とすと寿命が延びる。

近年、研究者らは、mTOR経路の働きを抑制する方法を発見した。こちらも、遺伝子操作は必要としない。ただ錠剤を飲むだけだ。読み間違えではない。実験動物に飲ますと、寿命が延びる錠剤があるのだ。その有効成分はラパマイシン。免疫抑制効果のある抗生剤で、抗がん剤としての機能も持つ（ここでも、長寿とがんにはつながりがある）。この薬は、mTOR経路に働きかけ、メスのマウスでは寿命を30パーセント延ばす。

不老長寿の薬になりうるものは？

不老長寿の薬として研究されているのは、もちろんラパマイシンだけではないし、その探究は21世紀になってようやく始まったわけでもない。

ジャーナリストのメリル・ファブリーは『タイム』誌に寄せた記事で、その探究の歴史をまとめた興味深い年表を公表した。それによると、古代サンスクリット語で書かれたある教書は、バターと蜂蜜と金と数種の植物の根の粉末をまぜたものを常食すれば寿命が延びる、と語る。

朝風呂のすぐ後で食べるのが効果的だという。風呂については、フランシス・ベーコンのような大家も勧めており、適量のアヘンを吸うとさらに効果的だ、と述べている。

1921年、医師のチャールズ・ギルバート・デイビスは、少量のラジウムを静脈注射すると寿命を延ばす素晴らしい効果がある、と報告した。ラジウムと言えば、発見者であるマリー・キュリーを死にいたらしめた放射性物質だ。キュリーはそれをいつもポケットに入れていたせいで再生不良性貧血になった。寿命を延ばすどころではない。

古代には、不老長寿をもたらすのは食べるものではなく、食べる方法だと断言する人もいた。漢代のある錬金術師は、時の皇帝に、食事には純金製のカトラリーを使うよう進言した。だが皮肉なことに、当時、金の精製には辰砂（水銀の硫化鉱物）を用いたため、金は有毒な水銀を含んでいた。

今から振り返れば、これらの提案は愚かしく思えるが、ひとまとめに却下するのは危険だ。そのアイデアのいくつかは、後に価値があるとわかるかもしれない。21世紀に至っても、多くの研究者が不老長寿の薬を見つけようとして競いあっている。以下に挙げるのはよく知られる薬で、定評あるラボで研究中か、すでに定評ある企業が販売している。いずれも長寿レースでの勝利を狙っており、優勝すれば賞金は数兆ドルにのぼるだろう。

メトホルミンは寿命を延ばすか

当初は糖尿病の治療薬としてFDA（アメリカ食品医薬品局）に承認されたことを思うと、科学のまぐれ当たりの産物と言える。何年も前に、ある研究者グループが、メトホルミンの長期的副作用について疫学的研究をしていて、不思議な現象に気づいた。メトホルミンを摂取した糖尿病の患者たちは、糖尿病でない対照群より長生きしたのだ。また、脳卒中や心臓発作を起こす頻度も低かった。おそらくそれが長寿をもたらしたのだろう。メトホルミンを摂取した人々は、認知機能の低下も格段に緩やかだった。

さらに踏み込んだ研究によって、メトホルミンがミトコンドリアに働きかけることがわかった。ミトコンドリアは、細胞にエネルギーを供給する小器官で、細胞をスマホにたとえれば、ミトコンドリアはバッテリーだ。現在、メトホルミンの人間の寿命を延ばす効果について、集中的な研究が行われている。

脳を不老にする薬――モンテルカスト

これは全身を不老にする薬と言うより、脳を不老にする薬だ。ラットでは、老化に伴う認知機能の衰えを大幅に抑制した。認知症を患う動物（そう、そんな動物がいるのだ）にモンテルカストを投与すると、認知機能はほぼ完全に回復した。そのアンチエイジング効果は特に脳に働くようだ。

当然ながら、神経変性の抑止に関心のある研究者らはこの薬に注目した。本来、モンテルカストは気管支喘息やアレルギー疾患の薬で、アレルギーや炎症に関与する生化学物質ロイコトリエンの作用を抑える。それが認知機能の改善とどう関係があるのかは今のところ謎だ。

小さな青い錠剤ベーシス

このサプリメントは、エリジウム・ヘルスという健康補助食品メーカーが販売している。同社の諮問委員会にはノーベル賞受賞者が6人もいるので、メディアの注目度は高い。ベーシスは小さな青い錠剤で、ブルーベリーの抽出成分などから作られている。

ベーシスの有効成分は、自然由来の生化学物質、NAD（ニコチンアミドアデニンジヌクレオチド）に由来する。NADはマウスの寿命を延ばすことで知られる。サーチュインと呼ばれる長寿遺伝子のことを覚えているだろうか？　NADが増えるとサーチュインが活性化し、ひいては代謝機能が高まる。だが、残念ながらNADの量は年齢とともに減少する。

その量を増やすことができれば、寿命を延ばせるだろうか？　今のところそれは不明だが、メーカーはベーシスをサプリメントとして販売することで、食品医薬品局の厳しい検査を逃れている。そのため、少なからぬ科学者が、そのアンチエイジング効果を疑っている。公正を期して言えば、エリジウム・ヘルス社の経営陣もそれは同じだ。彼らは単に、NADは「細胞の健康を目指している」と言っているだけだ。結局のところ、老化は病気ではないのだ。

道なお遠し、と言うべきか。あれやこれやの努力はされているが、アンチエイジングの薬をわたしたちが手にするまでに、しなければならない仕事は多い。

若い血液を飲めば若返る？

多くの古代文化は、老人に若者の活力を注入すれば、老人は健康と活力を取り戻せると考えていた。

若い肉体には何かがある？

ファブリーの興味深い年表に書かれているように、古代ローマのてんかん病患者は、そう信じて剣闘士の血を飲んだ。それはてんかんを癒すためだけでなく、より力強く、より精力的になるためだった。

1000年後、ルネサンス期の哲学者で神学者のマルシリオ・フィチーノもまた、老人は若い男性（剣闘士かどうかは問わない）の血を飲めば、若さを取り戻すことができる、と示唆した。その300年後、ドイツの医師は血液を介さない若返りの方法を提案した。それは若い女性のそばに寝ることだ。と言ってもセックスするわけではない。ただ添い寝するだけで、不思議なことに若い女性の活力を老いた体に取り込むことができる、と彼は主張した。

これらはいずれも効果がなかった。その証拠に、現在生きている人の中に、何百年も前から生きている人はいない。それでも現代の科学者は、若い肉体には高齢者の肉体にない何かがあるという基本的な考えを捨てていない。その何かを分離して取り込むことができれば、高齢者は若さを取り戻せるかもしれない。

このアプローチは、少なくとも理論上は効果があることが判明した。初期のヒントは、並体結合と呼ばれる実験からもたらされた。それは生物の2個体を手術で縫合して、血液を共有させるというものだ。それぞれの皮膚を少々切りとり、露出した部分を互いと縫いつけると、傷が癒えるに従って、両者の毛細血管がつながる。その結果、2個体は血液を共有するようになる。ジェロサイエンスでは、高齢の動物と若い動物を縫合し、高齢の方に起きる変化を観察する。基本的な考えは、フィチーノの考えと大差ない。

この実験は何度も繰り返され、フィチーノの考えが正しかったことがわかってきた。高齢のマウスは、筋肉が強くなり、心臓がより健康になった。脳を含むほぼすべての臓器が、好ましい変化を示した。

トニー・ウィス＝コレイの実験

脳に関する並体結合実験の中で、有名な実験の一つは、スタンフォード大学トニー・ウィス＝コレイの研究室で行われたものだ（有名なのは、それが成功したからだ）。並体結合してしばらくすると、高齢マウスの脳の機能と構造に、劇的な変化が起きた。海馬全体で、樹状突起の密度とシナプス可塑性が高まったのだ。

何がその変化を引き起こしたのかを調べたところ、それは若いマウスの血漿だった。そこでウィス゠コレイらは、並体結合していない高齢マウスにそれを注入した。すると、記憶力、空間認知能力、恐怖条件づけ対応能力のすべてが向上した。

ウィス゠コレイには、これらのマウスは若返ったように見えた。彼は『ネイチャー・メディシン』誌に発表した論文で、「高齢の動物に若い個体の血液を注入すると、分子、構造、機能、および認知レベルで、脳の老化の影響を打ち消すだけでなく、逆行させ得ることを報告する」と記している。

それがまさに言うべきことだ。ウィス゠コレイはこれらの実験を「加齢時計の再起動」と解釈し、その成功を述べるのに「若返り」という言葉を堂々と使った。彼の熱意は、アルツハイマー病患者に若い血漿を注入する臨床試験に結びついた。その最初の実験は終了し、現在、結果を調べているところだ。

もっとも、科学の本質は懐疑主義であり、だれもがウィス゠コレイの解釈を認めているわけではない。同様の加齢に関する並体結合研究を行っているハーバード大学の科学者エイミー・ウェイジャーは、「若返り」はまだ遠い目標だと考えている。彼女は『ネイチャー』誌のインタビューに答えてこう言った。「わたしたちは動物の老化を逆行させているのではなく、ただ機能を回復しているだけです」

彼女は、若い血は単に高齢の動物の修復システムを助けているだけだと考えている。先に述べたとおり、これらのシステムは年をとると働きにくくなり、それが老化のやっかいな局面の大半をもたらしている。

スムーズに老いていくためにできること

遺伝子、薬、血液交換。これらの研究によってわたしたちは何をしようとしているのだろう。こうした科学の進歩には驚かされる。しかし、研究室での驚くべき発見と、現実世界での実用化は、まったく別の話だ。

今のところ、不老不死の薬が見つかりそうだと言えるほどの成果は出ていない。データが指し示す方向はばらばらで、さまざまな問題が複雑に絡んでいることを思うと、方向性は当分、見えてきそうにない。研究のテーマは長寿と老化に二分されるが、どちらもわたしたちを不死へと導くものではない。

たとえば寿命の伸長を目指す遺伝子研究を見てみよう。動物の寿命を延ばす実験は、大きな成功を収めた。しかし、同様の実験で人間が得たのは、長寿ではなくがんだった。

薬に関する研究（および、並体結合研究のおそらくすべて）は、長寿ではなく加齢に照準を絞っている。体のあちこちで機能不全になっている修復システムを直すことができれば、老後はより快適になるだろう。アルツハイマー病さえ治るかもしれない。

しかし、そうしたところで、永遠の命が得られるわけではない。死から逃れる道はない。結局のところ、不老不死を目指すバスは出口のない残忍なハイウェイを走っているというのが、悲しくも避けがたい現実だ。

だからと言って、希望がないわけではなく、加齢のプロセスを楽観できないというわけでもない。人類の歴史において今ほどうまく年をとれるようになった時代は他にない、と断言できる。しかも本書で述べてきたように、できる限りスムーズに老いていくために、できることはまだたくさんある。

わたしたちが次に、そして最後に、目を向けるのは、そのような希望と楽観である。引退生活における理想的な1日とはどういうものか。また、まさにそうやって人生をほぼ最後の日まで楽しんでいる人々の暮らしぶりを、次章では見ていこう。

Brain Rules

9 永遠に生きることはできない、少なくとも今のところは

まとめ

- 加齢は病気ではなく、自然なプロセスだ。人は年をとるから死ぬわけではなく、生物としてのプロセスが壊れるせいで死ぬ。
- 寿命の25～33パーセントは遺伝で決まる。
- ヘイフリック限界とは、それを超えると、細胞が複製されなくなって劣化し、ついには死に至る閾値のことだ。

Brain Rules — 10 —

引退は絶対にやめよう、そして、郷愁(ノスタルジア)を大切にしよう

第10章

決して引退してはいけない

理想は、なるべく遅く若死にすること。

——アシュレイ・モンタギュー（アメリカの人類学者）

月日がたてば物事は変わるものだし、必ず変わる。

——ウィル・ロジャース（アメリカの俳優でユーモア作家）

映画『コクーン』は、ユニークな角度から老いを捉えた。かつて子役として活躍したロン・ハワードが監督したこの映画は、友好的なエイリアンと老人たちの交流を描いたものだ。商業上も評価上も成功を収め、助演男優賞など二つのアカデミー賞を受賞した。

人生を取り戻す喜び

映画は、水着姿の高齢の紳士3人が、老人ホームの中を歩くところから始まる。典型的な老人ホームの風景が映し出される。車椅子の老人、歩行器に入ってよろよろと歩く老人、歩行練習のためのリハビリ室、うつろな目をした男女の老人。ある老人は危篤状態に陥り、点滴や輸血のチューブが絡みあう中、救急隊が懸命に蘇生に励んでいる。その傍らを通りすぎて3人は戸外に出る。

彼らは隣家の室内プールに忍び込む。プールには不思議な力があり、彼らを元気づけ、若返ったように感じさせる［プールにはエイリアンの入った繭（コクーン）が浸かっている］。ひと泳ぎすると、老人たちは強力な栄養ドリンクでも飲んだかのようにエネルギッシュになる。しかも気分が高揚しただけではない。ひとりは視力が回復して、再び車の運転ができるようになる。もうひとりは奇跡的にがんが治る。

この映画が胸を打つのは、この老人たちの変化と、人生を取り戻す喜びを描いているからだ。エイリアンが登場するものの（80年代半ばの映画で、エイリアンが登場しない映画があっただろうか）、この映画はハリウッドにしては珍しいテーマを扱っている。それは、年をとるというのはどういうことか、である。

この映画で3人に起きた変化は、本書を書くきっかけになった出来事をわたしに思い出させる。エレン・ランガーが行った、「心の時計の針を巻き戻す」驚異的な実験のことを覚えているだろうか。実験の舞台はプールではなく修道院だったが、初老の男性たちが活力を得たという点では、『コクーン』に似た効果があったようだ。本書はその男性たちに何が起きたかを語るものだと、わたしが述べたことを思い出していただきたい。その意味を説明する時が来たようだ。

高齢者は日々をどんなふうに過ごせば良いだろう。これまでの章で、脳科学の観点からその答えの概要は見てきた。

本章では、特に、引退したら何をすべきかに焦点を絞って、老後の過ごし方を述べよう。仮にあなたが引退したら、の話だが。エイリアンと交流した老人たちほどの若返りは無理かもしれないが、社会から切り離された建物の中でうつろな目をしてただ座っているより、はるかにましなことができるはずだ。

自分のためにできる最悪のことは？

引退するのに理想的な年齢はいくつだろう。チャールズ・オイクスターは参考にならない。1919年生まれのこのアスリートは、疾走する機関車のごとく、97歳まで走り続けた。かつて彼は、「引退とは、自分のためにできる最悪のことだ！」と断言した。

オイクスターは英国陸軍将校のような風貌だった。堂々たる体躯、豊かな語彙、そして傷んだ歯。この三つめの特徴には首を傾げたくなる。なぜなら彼は、元歯科医だからだ。

彼はシニア・フィットネス界の超大物で、60メートル走、100メートル走、200メートル走で記録を持っていた。世界マスターズ・レガッタでは40個の金メダルを獲得した。シニアの世界フィットネス大会で4回優勝している。インターネットで画像検索すれば、走ったり、ボクシングしたり、ウェイトリフティングしたりする彼の写真が続々と出てくる。その底抜けに明るい笑顔は、明日への道を照らす灯台のように輝いている。

引退後の夢の生活という神話

オイクスターは、引退など考えたこともなかった。彼に言わせれば、引退は人生を台無しにする敵なのだ。それについて彼はこんなふうに説明している。「英国女王を見ればわかる。女王陛下は超多忙なスケジュールを抱えておられる。バッキンガム宮殿の庭でジョギングなさるわけではないが、かなりの時間を立って過ごされる。じっと座っているような方ではなく、座っているのは体に悪い。最も重要なことは、陛下には公務という仕事があることだ」

脳科学者がその場にいたら、拍手喝采したことだろう。引退したら気ままな暮らしができて、長い旅行を始め、これまでずっとしたかったことを何でもできる、と人々は想像する。だが実際には、引退後の呑気な日々はいつまでも続くわけではない。しばらくは「囚われの身から解放された」と感じるものの、まもなくマイナスの要素が忍び込んでくる。引退後の夢のような生活？　それは神話にすぎない。

現在では、引退は大半の人に多大なストレスをもたらすことがわかっている。定評ある「ホームズとレイのライフイベントストレス表」によると、日常生活における上位43のストレス要因のうち、引退は第10位で、「健康上の大きな変化、あるいは家族の態度」(第11位)より上だ。

証拠はどこに? 引退が心身に悪影響を及ぼすことを語るデータは山のようにある。必然的にこれらのデータは相互につながっているが、その総和は神話を打ち砕き、冷厳な事実をあなたに突きつける。引退はあなたが死ぬ可能性を高めるのだ。

引退しないことを選択すれば、死亡リスクは11パーセント下がる。つまり、生きる可能性が高くなる。

数字で見る引退の怖さとは

引退した人の健康状態が、同年齢の仕事を続けた人のそれより悪いことを、研究者らはかねてより知っていた。

健康状態が悪化する

引退した人は、心臓発作や脳卒中などの心血管疾患になる可能性が40パーセント高い。血圧、コレステロール、BMIのすべてが不健康なレベルにまで上昇する。恐れるべきは心血管障害だけではない。引退者はがんにもなりやすい。糖尿病にも罹りやすい。関節炎にもなりやすく、そのせいで歩くことも難しくなる。引退した高齢者の場合、いずれかの慢性的な健康問題を抱えるリスクは21パーセントだが、仕事を続けた高齢者のその数値はおよそ半分だ。

知力が衰える

知力も衰える。引退した人は、働いている同年代の人に比べて、流動性知能が急速に衰える。先に述べたとおり、流動性知能とは「新しい情報を柔軟に把握し、変換し、操作する能力」のことだ。しかもその衰えは微々たるものではない。流動性知能のテストでは、引退者のスコアは引退していない人の半分だ。記憶テストのスコアも、25パーセント低い。つまり、引退するのは、まだ死んでいない自分の追悼文を書くようなものなのだ。

精神病のリスクが高まる

精神障害、つまり精神病のリスクについても、気の滅入るようなデータが続く。引退でうつ病になる危険性が40パーセントも高まる。認知症になるリスクも増える。もしあなたが60歳ではなく65歳で引退すれば、認知症になるリスクは15パーセント減る。その減少のペースもわかっている。60歳になった後も働けば、認知症になるリスクは毎年3・2パーセントずつ下がる。

引退すべき年齢はない

結論は？　引退すべき年齢について、科学的な研究から導かれる答えは、この一言に尽きる。

「そんな年齢はない」

とは言うものの、現実には、それはだれにでも当てはまることではない。各人の状況は、経済事情から家族関係に至る幅広い条件によって異なる。だれもが健康体で、引退しない引退生活を送れるわけではないし、だれもがそう望むわけでもない。先のデータには、十分な説得力と、広範な助言を支えるだけの力があるが、助言は保証ではない。わたしが言いたいのは、それらの助言に従えば、統計があなたの追い風になる、ということだ。

郷愁（ノスタルジア）が持つプラスの効果

上手に老いるための時間割を作る前に、「ケンタッキーフライドチキン」について少々語ろう。

カーネル・サンダースの大成功

ＫＦＣレストランの屋根の上で今も回るチキンバーレルの看板を見ると、わたしはいつも郷愁を覚える。幼い頃のわたしは、母と一緒に、よくＫＦＣレストランに行った。当時、カーネル・サンダースはまだ健在だったが、会社をすでに売却していた。自分の手を離れてから

KFCのチキンはひどいものになってしまった、と彼は立腹していた。エクストラ・クリスピーチキンを「まずい練り粉でくるんだチキンの揚げ物」とこき下ろしたほどだ。

それはともかく、彼は、控え目に言っても多彩な経歴の持ち主だった。タイヤを売り、ホテルを買い、フェリーボートの会社を設立し、ペンキ塗りをし、結婚を数回経験し、戦地では死者が出るような激しい銃撃戦に巻き込まれた。

だが、サンダースが大いなる成功を収めたのは、年金をもらえる年になってからだった。まさに引退しないことの威力を体現したのだ。1952年、62歳でフランチャイズビジネスを始めた。その後10年にわたって独自のレシピを全米の店にセールスしてまわり、ついには数百のフランチャイズ店を抱えるまでになった。1964年、後にケンタッキー州知事になる実業家に200万ドルで会社を売却し、残りの人生を口うるさいスポークスパーソンとして生きた。そして90歳で亡くなった。

彼はまさに生涯現役を貫いた。店の上でくるくる回っているプラスチック製のチキンバーレルを目にするたびに、わたしは彼のことを思い出す。

このカーネル・サンダースの物語には、銃撃戦はごめんだが長生きはしたいと思う人にとって有益な、秘伝とは言いがたい要素が少なくとも二つ含まれる。一つは職業である。それは人に生きる目的と規則正しい生活、そして引退した人々より25パーセント多い社会的絆をもたらす。二つ目の要素は、人を元気づける郷愁だ。

郷愁（ノスタルジア）は実は有益

広告のプロやポップカルチャーの旗手や歴史家のほとんどは、ノスタルジアには計り知れない威力があることを知っている。それでも彼らは、ノスタルジアに認知上のメリットがあることを脳科学が明らかにしたことを知ると、驚くだろう。主にイギリスで活躍している社会心理学者のコンスタンティン・セディキデスとティム・ウィルドシャットは、バラ色の記憶が現在の色あせた暮らしに良い影響を及ぼすことを示した。

セディキデスとウィルドシャットによるノスタルジアの定義は、1998年版『オクスフォード英語辞典』による定義と同じで、「過去への感傷的なあこがれや郷愁」だ。しかしその評価の仕方は、イギリスの大半の人々とは異なる。彼らは、ノスタルジアの度合いを測定するために、「サウサンプトン・ノスタルジア・スケール」と呼ばれる心理テストと、研究ツールの「イベント回想タスク」を開発した。このタスクは、被験者に最も懐かしく思える出来事やそれに伴う感情について記述させるもので、人為的にノスタルジアを引き起こすことができる。

ノスタルジアは往々にして、認知的に不安定で危険な状態と見なされる。それは、回想にふけってばかりいると、過去から抜け出せなくなるからだ（実のところ、「ノスタルジア」の原義は、「ホームシック」だ。中世において、兵士の心身の問題は、帰郷を異常なまでに切望するのが原因だと考えられていたことによる）。

そういうわけで、セディキデスらの発見は、大方の人の予想に反していた。ノスタルジアは有益だったのだ。現在では、ノスタルジアを頻繁に感じる人は、そうでない人より心が健康なことがわかっている。その理由も判明した。それも驚くべきことに、行動レベルにおいてだけでなく、細胞レベルや分子レベルで判明したのだ。それをこれから見ていこう。

「わたしたちの歌症候群」

多くのカップルと同じように、妻とわたしには「わたしたちの歌」がある。デートをしていた頃の思い出の曲で、その名もふさわしい「リミニッシング（追憶）」だ。リトル・リバー・バンドの曲で、恋人との幸せな日々を思い出させる曲へのノスタルジアがテーマだ。

月日が流れて
ぼくたちの大好きな歌を聴くたびに
思い出すよ
懐かしいあの頃を
ぼくは何時間もその思い出に浸っているのさ

この心地よい歌が聞こえてくるたび、わたしと妻は立ち止まって微笑み、キスを交わし、時には目に涙を浮かべたりもする。「アワ・ソング・シンドローム（わたしたちの歌症候群）」とでも呼ぼうか。妻と結婚して35年以上になるが、あの頃は、わたしの人生で最も幸せな日々だった。

自己連続性の高まり

ノスタルジアのどこにそんな力があり、それは脳にどう働きかけるのだろう。また、それは老後の生活設計とどんな関係があるのだろう。ノスタルジアは科学界で関心が高まりつつあるテーマの一つだ。それはおそらく、わたしたち研究者も皆、年をとっていくからだろう。

ノスタルジアは、過去の自分と現在の自分をつなぐ自己連続性を高める（専門的に言えば、自伝的記憶と現在の経験が統合され、「自己概念の時間的安定性」がもたらされる）。以下は、ノスタルジアに関して研究者が発見した一連の現象だ。あなたがノスタルジアを感じる。↓あなたの自己連続性が高まる。↓脳にとって良いことが起きる。具体的には、どんな良いことが起きるのだろう。

❶ノスタルジアは「社会的つながり」を強める

社会的つながりとは、自分が何らかの集団（部族、会員制リゾートクラブ、グレイテスト・ジェネレーション［第二次世界大戦に従軍した兵士や犠牲者など］等々）に属し、他のメンバーから受け入れられているという主観的感覚である。

❷エウダイモニックな幸福感が増す

この難しい言葉の意味は「人間としての可能性を最大限に発揮することで得られる充足感」だ。少々わかりにくいが、エウダイモニックな経験は、精神医学的な効果をもたらす。「エウダイモニア」を感じれば感じるほど、気分障害になりにくい。ニンニクが吸血鬼を寄せつけないように、エウダイモニックな幸福はうつ病を寄せつけない。

❸幸せな記憶ほどよく思い出す

ノスタルジアは「甘く、ほろ苦い」とよく言われるが、研究の結果は、わたしたちは苦いノスタルジアより甘いノスタルジアをはるかに多く感じることを示している。幸せな記憶が優先される傾向はきわめて強く、脳スキャンで見ることもできる。

以上三つの効果は、ごく日常的な場面で表れる。たとえば、ノスタルジアを感じがちな人は、死をあまり恐れない。また、長年のパートナーは、共通の記憶を懐かしむ時に心が通いあう（「わたしたちの歌症候群」のように）。さらに、自分の「ノスタルジア・ゾーン」で充実した時間を過ごした後は、見知らぬ人に優しくなり、とりわけ社会的背景が異なる人に対して寛容になる。感覚情報さえノスタルジアの影響を受ける。寒い部屋でノスタルジアを経験すると、室温は変わらないのに、体が温まったように感じる。

ノスタルジアを感じる脳の仕組み

非侵襲的脳画像診断によって、ノスタルジアの魔力が、なぜ、どのように、作用するのかが明かされてきた。

思い出を懐かしむと、脳の中ではいくつかの記憶システムが作動し始める。そこには海馬が含まれるが、それはごく当たり前で、海馬は脳の記憶システムの大半に関わっているからだ。ノスタルジアで活性化するのは記憶システムだけではない。人がノスタルジアを感じている間、中脳の黒質や腹側被蓋野が活性化することを、研究者らは突き止めた。どちらの領域も報酬に関与しており、その感覚を引き起こすのに、神経伝達物質ドーパミンを使っている。

この刺激パターンには二つの興味深い意味がある。まず、ノスタルジアを感じると脳が報酬をくれるので、それを繰り返したくなる。次に、ノスタルジアはドーパミンの生成を促す。ドーパミンは報酬だけでなく学習や運動機能にも関わっているが、年をとるとその生成が減る。

ランガーの実験の意味

ここで突然、ランガーの「心の時計の針を巻き戻す」実験の意味が見えてくる。あの実験で、ノスタルジアによって変化したのは、被験者の態度だけではなかった。それは彼らの体にも影響した。被験者の視力が改善したことを思い出してほしい。

また、彼らはタッチフットボールをした。ドーパミンは脳だけでなく運動機能にも影響するので（実のところ、黒質が損傷してドーパミンが生成されなくなると、パーキンソン病になる）、彼らの改善の背景には、ドーパミンが脳の特定の領域を刺激するメカニズムがあるようだ。ノスタルジアが良い効果をもたらしたのはそういうわけだ。

高齢者の脳は総じてドーパミンが足りないので、これは大変良い知らせである。ご存じのとおり、ドーパミンは脳と体のどちらにとってもきわめて有益な神経伝達物質だ。

結論：大いに昔を懐かしもう。では、どのくらい昔を思い出せばいいのだろう。追体験するには、どのような思い出が一番良いのだろう。当然ながら、思い出が鮮明であればあるほど、ノスタルジアにふけるためのデータは増える。では、高齢者が最も鮮明に思い出すのは、いつ頃のことだろう。それが次項のテーマだ。

ゴールデン・エイジ——わたしたちの20代

わたしと妻は、映画『トイ・ストーリー3』のあるシーンを見ているととても辛くなる。それは『トイ・ストーリー』の1と2で活躍したおもちゃたちの持ち主、アンディにまつわるシーンだ。今や彼は成長し、大学に入るために家を出ようとしている。おもちゃを箱にしまって、部屋を片付けている。映画の終盤、彼が家を出る前に、アンディと母親はほぼ空っぽになったその部屋に足を踏み入れる。

母親は立ちすくみ、部屋を見回す。目に涙がにじみ、頭はもうろうとし、不意にさまざまな思い出が湧きあがってくる。もう息子のものではない部屋を眺めながら、母親は喉をおさえ、涙をグッとこらえる。アンディは慰めようとする。「ママ、大丈夫だよ」。母親はささやく。「わかってるわ。ただ……ずっとあなたと一緒にいられたらいいのに」。彼女は不意に振り返り、せつない思いで息子を抱きしめる。

妻とわたしにとってこのシーンが見るに堪えないのは、わが家の息子ジョシュアもアンディと同じ年頃で、大学に行くために同じようにして家を出たからだ。この映画はまさに的を射ている。思い切り泣きたい時というのはあるものだ。

多くの人と同じく、ジョシュアは10代後半から20代前半にかけて、大学生活を送っている。この年代はジェロサイエンスの専門家にとって重要な年代だ（彼らは20歳代の若者についても研究している）。この分野での研究努力により、老後の生活設計に役立つ強力な材料が見つかった。

記憶の呼び出しという現象

それを理解するには、「記憶の呼び出し」という現象に目を向けなければならない。80歳前後の人々に、これまでの人生で最も鮮明に覚えている経験や出来事を尋ねると、次の二つのことがすぐにわかるだろう。それは、（1）あらゆる年齢の記憶が均等に呼び出されるわけではなく、（2）どの人も、記憶の呼び出しは同じパターンを描くことだ。グラフにすると、フタコブラクダのように、山が二つできる。それは自伝的記憶の呼び出しシステムを計測したものだ。

グラフはゼロからスタートし、しばらく横ばいが続く。2、3歳より前のことを覚えている人はいないからだ。その後、グラフは急上昇し、20歳でピークに達する。このピークが最初の山だ。25歳を過ぎるとグラフは下降し始め、30歳まで急速に下降し、55歳くらいで平らになる。この平らな部分が、二つの山にはさまれた谷だ。そこからグラフは再び緩やかに上昇し、75歳で最初の山よりずいぶん小さい二つ目の山（最初の山の約半分のサイズ）を形成する。これが二つ目の山だ。

レミニセンス・バンプ（追想の山）

この「二つの山」は広く一般に見られるため、科学者たちはそれぞれに名前をつけた。小さい方の山は「新近効果」と呼ばれ、古い出来事より新しい出来事の方が記憶に残ることを語る。

大きい方の山は、20歳前後で記憶の呼び出しにバイアスがかかること、すなわち、10代後半から20代前半の出来事が記憶に残りやすいことを語る。

科学者にとってそれを説明するのは難しい（彼らが質問する相手が80代であることを思い出してほしい）。こちらの山には「レミニセンス・バンプ（追想の山）」という名前がついている。この山の背後にある現象は「思い出しバイアス」と呼ばれる。

思い出しバイアス

思い出しバイアスは、次の単純な質問によって確かめることができる。「あなたの長い人生で、最も有意義な経験をしたのはいつでしたか」。この質問はかなり主観的だが（「有意義」とは実際、どういう意味だろう）、はっきりとした答えが得られる。熟年期にあるプロの作家に、人生を変えた本を読んだのは何歳の頃か、と尋ねたら、一貫して同じ答えが返ってくるだろう。その75パーセントは、23歳までに読んだと答える。

別の高齢者に、今まで聴いた中で最高のポピュラー・ミュージックは何か、つまり「自分たちの世代」を代表する曲は何か、と尋ねたら、やはり似たような答えが返ってくる。15歳から25歳までに聴いた曲だ。

「自分たちの時代」を代表する映画は何かと尋ねれば、もうおわかりだと思うが、決まって20代で見た映画を挙げる。最も重要な政治上の出来事は？　20代半ばに起きた出来事だ。社会的な出来事についても同じ。これはアメリカの高齢者に限ったことではない。このような思い出しバイアスは世界共通だ。

わたしの「追想の山」

わたし自身の「追想の山」のピークは、1976年である。毛沢東が亡くなり、女優のリース・ウィザースプーンが誕生した年だ。わたしはその年に起きたことを、まるで昨日のことのように思い出す。どうやらわたしの脳は、実際にそれを昨日のことだと思いこんでいるようだ。

当時わたしは車の免許をとったばかりで、ガソリンが1ガロン1ドルもしなかったことを覚えている(なんと59セントだった!)。平均的な映画のチケットはおよそ2ドル。驚くべきことに、アメリカ中西部の寝室が四つある家の値段は3万6500ドル、アメリカ人の平均年収は約9000ドルだった。

その年を忘れがたく思うのは、アメリカ独立200周年が盛大に祝われていたせいでもある。その記念すべき年を祝って、多くの歴史書が出版された。ゴア・ヴィダルが著したベストセラー『1876』もその一つだ。また、この年には、アガサ・クリスティーやレオン・ユリスなどもベストセラーを出している。

当時はポピュラー・ミュージックが流行し、人々を酔わせ、感動させた。ラジオでは流行曲のカウントダウン番組、「アメリカン・トップ40」が人気で、初代DJケーシー・ケーサムが甘い声で聴衆を魅了した。ディスコミュージックがチャートの上位にランクインするようになった。もっとも、難なくというわけではなく、1976年に最も売れたシングルは、ポール・マッカートニーとウィングスによる『心のラブ・ソング』で、ディスコミュージックと呼ぶには程遠い曲だ。

後にシリーズ化された映画『ロッキー』の第1作が公開されたのも1976年だった。『カッコーの巣の上で』もその年の作品だ。どちらも時代を象徴する映画だった。

また1976年は大統領選挙の年でもあり、ジミー・カーターが第39代大統領に選ばれた。歴史の流れを変えた出来事はそれだけではない。大統領選の数カ月前の4月、「アップル」という小さな会社が設立された。

実に内容の濃い1年だった。あの年を思い出すとほっとする。子どもたちが進学のために家を出ることの他にも考えるべきことをもたらしてくれるからだ。

脳は20歳前後の記憶をひいきする

高齢者の脳は、「追想の山」や「今までに聴いた中で最高の曲は高校時代に聴いた曲」という現象の他にも、不思議なことを経験する。

どういうわけか60代に入ると、いくつかの記憶が鮮明に蘇ってくる。それは恩師の顔かもしれないし、中学時代に踊ったダンスかもしれない。コマーシャルソングや、ウールワースの店の匂いが思い出されたりもする。

永久保存記憶

こうした記憶は、輝かしい過去の断片というだけではない。特別な意味を持つ完璧な記憶なのだ。それらは遠い過去の記憶で、あなたが何十年もあえて考えることはなかった内容を含む。それが、昨日起きたことのように驚くほど鮮やかに蘇るのだ。そしてこれらの記憶はきまって「追想の山」の時期のものだ。

科学者たちはこうした気まぐれな記憶を「永久保存記憶」と呼ぶ。あなたが学費の工面に頭を悩ませていた頃の記憶の層を脳が解凍しようとしているので、「永久記憶の解凍」と呼ぶ方がふさわしいかもしれない。

さまざまな系統の研究が、巨大な指差し型のネオンサインのようにはっきりと指し示すのは、人生の短い一時期だ。追想の山から永久保存記憶に至るまで、脳が特にひいきにしているのは、10代後半から20代前半にかけての記憶だ。

ただし、次のことにも注意してほしい。一部の研究チームは「追想の山」は18歳前後にあるとしている。また、(異国への移住というような) 人生が激変する経験をした人では、思い出しバイアスは特定の年齢ではなく、その人生の過渡期に生じる。また、性差もあるようだ。女性の場合、「追想の山」はもっと若い頃に訪れ、その期間は短い。

だからといって「追想の山」や思い出しバイアスといった発見が否定されるわけではなく、ネオンサインの指し示す時期がずれるわけでもない。

手短に言えば、印象的な出来事ほど記憶に残りやすく、健全な脳が最も印象的だと思うのは、高校時代の後半から大学時代前半までの出来事なのだ。

気持ちで老化を遅らせられる

ランガーの「心の時計の針を巻き戻す」実験をもとに、英国ではリアリティ番組『ザ・ヤング・ワンズ』が製作され、大ヒットした。当番組は2011年に、エミー賞に相当するイギリス・アカデミー賞を受賞した。

『ザ・ヤング・ワンズ』

この番組では、イギリスの著名な老人、6人（平均年齢81歳）が、ランガーのタイムマシンで1週間を過ごし、その一部始終がカメラに収められた。再現される年代は1975年で、老人たちは当時の調度品で飾られたカントリーハウスでランガーの実験を追体験した。カントリーハウスの中では、政治や大衆文化も当時のものが再現された。

たとえば、マーガレット・サッチャーが当時野党だった保守党のリーダーに選ばれ、ロックバンドのベイ・シティ・ローラーズがヒットチャートを駆け上がり、アーサー・アッシュがアフリカ系アメリカ人として初めて、ウィンブルドンの決勝進出を果たした。携帯電話もなければ、インターネットもない。ＥＵ離脱どころか、ＥＵそのものが存在しない。この老人たちは、21世紀イギリスの騒々しい世界から完全に切り離された。

効果はあっただろうか。ほどなくしてある参加者は、ルームメイトに励まされながら、自分で靴下をはけるようになった。以前は手伝いが必要だったのに。「元気が湧きあがる国にやってきたような気がする」と彼は言った。

参加者のひとりで、イギリス・アカデミー賞受賞女優のシルビア・シムズはこう語った。「ここへ来た時にはかなり痛みがあったの。始終背中が痛くて、歩けないいくらいだったわ。それがどういうわけか、理由はわからないけれど、良くなったのよ。それにね、ズボンのウエストもゆるくなったの！」

同じくこの実験に参加した女優で、88歳になるリズ・スミスに話しかけながら、彼女は続けた。「あなたも、杖なしで歩くのをそれほど怖がらなくなったのよね。本当にすごいことよ。わたしたち全員が、素晴らしい変化を経験しているわ」。また別の有名人は、「生まれ変わったようだ」と言った。

ランガーの実験で得られた明白な数字

これは単なるテレビ番組で、公式な論文を裏づけるための映像ではない。インタビューの他には、効果を証明するための実験は行われなかった。

一方、ランガーの研究はもっと慎重で、実験の前後に、運動技能、感覚識別能力、認知能力を調べた。また、タイムワープを経験しない対照群との比較も行った。

ランガーの実験で被験者が若返ったのは、研究者らに背中を押されるようにして過去の世界に戻り、五感をその世界にどっぷり浸らせたからだった。実験に先立って、被験者らは、ターゲットにした1959年に関連するテーマについて話し合うよう指示された。

実験会場の修道院へ向かうライトバンの中では、ラジオから1959年頃のポピュラー・ミュージックが流れ、当時と同じコマーシャルで中断された。修道院に着くと、そこはもう1959年の世界なので、彼らはスーツケースを自力で部屋まで運ばなければならなかった。部屋では、1959年の雑誌などの小道具が待ちうけていた。1950年代後半の出来事について話し合うといったグループ交流が毎日行われた。夜には、みんなで1959年にヒットした映画（『或る殺人』など）を見たり、当時のクイズ番組（『ザ・プライス・イズ・ライト』）を模したレクリエーションをしたりした。

ランガーの実験では、例のリアリティ番組と同様の結果が、明確な数字として得られた。1000ヘルツと6000ヘルツの周波数で聴力を調べたところ、タイムワープを経験した被験者（実験群）の聴力は向上していた。視力についても、特に右目の近見視力が改善した。手先の器用さも3分の1以上の人（37パーセント）に改善が見られた。それに対して、タイムワープを経験しなかった対照群では、改善が見られたのはひとりだけで、3人にひとりは低下した。姿勢から体重に至る全体的な身体測定でも、実験群には改善が見られ、全身の機敏さを測るテストでも同様だった。実のところ、男性のひとりは杖が要らなくなった。

検査したのは、感覚と体力だけではない。認知力検査もビフォア・アフターの対比に一役買った。テストの一つは「数字符号置換検査」で、厳密な時間制限のもと、処理速度と記憶力を測った。実験群の成績は、対照群より23パーセント高かった。この検査の成績は、対照群では56パーセントの人が基準値より低かったが、実験群で基準以下だったのは25パーセントだ。

証拠は明らかだ。対照群に比べて実験群はベースラインのスコアがより高くなり、能力の低下が遅れた。

ただ、あらゆる研究プロジェクトと同じく、厄介な断り書きがついてくる。この実験は、標本のサイズ（実験群の人数）が小さく、実施時間も短く、また、すべての検査で明らかな差が出たわけではない。だからと言って、結論が否定されるわけではないが、この実験は、科学的証拠というよりは、今後、研究が進むべき方向を照らす灯になると期待された。

実際、そのとおりになり、数年後に行われたある研究について、ランガーはこう述べている。「この研究の結果と、以前に引用されたわたしたちの多くの発見を統合すれば、高齢者の体の必然的な衰えを心理的介入によって逆行させられるという証拠は十分あると、感じている」

ハーバードの終身在職権を持つ教授として、まさにふさわしい発言だ。以上すべてのことから、今あなたは、老後の計画に含めるべき力強く貴重な材料を得た。だが、どうやって？

人生の大半を通じて、わたしたちは今を生きなければならない。たとえ、いつもそうすべきではないとしても。実際には、どうすればいいのだろう。ビートルズの曲が、進むべき道を照らしてくれる。

ア・デイ・イン・ザ・ライフ――過去に浸ろう

ベビーブーマー世代のわたしはビートルズが好きだ。成長期に主に聴いた音楽は、ビートルズの曲ではなかったが（わたしは、くしゃくしゃ髪のミュージシャンが流行し始めた頃の世代だ）、彼らの曲、「ア・デイ・イン・ザ・ライフ」を初めて聴いた時、この長髪の音楽の天才たちは確かに20世紀の産物だと実感した。

追憶の部屋を作ろう

ご存じのように、「ア・デイ・イン・ザ・ライフ」は二つの曲からなり、印象深い最初と最後の部分はジョン・レノンが、真ん中の部分はポール・マッカートニーが書いた。レノンが言うには、この歌詞は、当時読んだ新聞記事（1967年1月17日付の『デイリーメール』紙の記事）からインスピレーションを得たそうだ（歌詞は"I read the news today, oh boy"という台詞で始まる）。

記事の一つは、ビール会社ギネスの相続人、タラ・ブラウンが自動車事故で亡くなったというもの。もう一つは、英国ランカシャー州ブラックバーンのひどい道路状況についての記事で、道路に4000個の穴が空いていることを報じている。わたしたちの場合はヒットソングを書くきっかけにはならないだろうが、自分が若い頃の新聞記事を探してみるのは有益だ。他にもその頃を思い出させるものを集めて、部屋中に飾ろう。

その部屋を「追憶の部屋」と呼ぼう。あなたが現在過ごしている部屋を、懐かしい品々、すなわちドーパミンの強い反応を引き起こしそうな品々で満たすことを想像してみよう。家族や友人の写真も含まれるだろう。大切な出来事に関する物やポスターを飾ってもいい。

オーディオ機器があれば、ビートルズであれ、ベートーベンであれ、自分の若い頃を思い出させる音楽に容易に浸ることができる。テレビも役に立つ。最新のテクノロジーで飾られた昔ながらの装置で、往年のテレビ番組や映画を楽しむのだ。

最後に、当時話題になった本を飾ろう。昔読んだ本でもいいし、いつか時間ができたら読もうと思っていた本でもいい。過去を遠ざけるのではなく、日常的にそれを懐かしもう。この部屋は、あなた専用の「若返りの泉」になる。

ターゲットは「追想の山」周辺

では、何歳頃をターゲットにすればいいだろう。「追想の山」をランガーの実験データと照合すると、インスピレーションと矛盾、そして大いなる謎に遭遇する。あなたは反射的に、「追想の山」の年代をターゲットにすれば、ノスタルジアは簡単に得られるはずだ、と主張するかもしれない。しかし、お気づきのとおり、ランガーがその実験で再現したのは、被験者が20代だった頃の世界ではなく、40代後半から50代前半の世界だった。

なぜランガーは「追想の山」のデータを利用しなかったのだろう。実のところ、ランガーは本物のタイムマシンを持っていなかったのだ。「追想の山」のデータは1990年代半ばに発表されたが、ランガーが実験を行ったのは70年代末だった。

ノスタルジアの源泉は幅広く、「追想の山」周辺でなくても「若返りの泉」の恩恵は得られるのだろうか。あるいは、ランガーが時計の針をさらに20年から30年昔に巻き戻していたら、もっと有力な結果が得られたのだろうか。「追想の山」の頃のことはよく覚えていて思い出しやすいので、試す価値がある。その実験がなされるまで、わたしの提案は、確かな情報に基づいてはいるが、査読を経た結論ではない。

ア・デイ・イン・ザ・ライフ――今を生きよう

このビートルズの曲は、別の理由からもわたしにインスピレーションを与える。この曲を聴いていると、現在の生活をどう設計するか、と問われているように感じるのだ。特に、脳の健康を保ったまま長生きするのが目標なら、1時間1時間をどのように暮らすべきだろう。何を食べ、だれと会い、何をすればいいいだろう。

もし本書の提案を実行に移したら

これから、ある高齢者の1日を想像してみよう。彼女の名はヘレン。70歳の元教師で、夫は1年前に亡くなった。ヘレンは軽い関節炎を患っているが、他に健康上の問題はなく、自由に出かけることができて、車もまだ運転している。寝室が二つあるアパートでひとり暮らししていて、成長した子どもたちが近くに住んでいる。本書で概説した数多くの提案をヘレンが実行したら、その1日は次のようになるだろう。

繰り返すが、ここでお勧めするのはあくまで目標であって、そうすべきという規範ではない。現在、何百万人もの人が、ヘレンのように70歳をかなり過ぎても比較的、健康に暮らしている。しかし、生活状況は人によって異なる。だから、ヘレンが日々こなしていることを、ビュッフェのようなものと考えよう。

生活スタイル、体力、仕事、家族の状況など、あなたの状況に合うよう、ミックスしたり調整したりしよう。それでも、かなりの効果があるはずだ。結局のところ、そのスケジュールは、あなたとあなたの老後がそうであるように、個人的なものなのだ。

午前7時——マインドフルネス瞑想とマインド食

ヘレンは目覚めると、昨晩書いて枕元に置いておいたメモに目を通し、たちまち笑顔になる。朝食はベリー類と全粒穀物のシリアルとナッツだ。食後には15分間の瞑想を行ってリフレッシュし、消化を促進する。1日の計画を立てる前に、マインドフルネス瞑想の一種であるボディスキャン（体の各部に意識を集中させる）をするのが日課だ。

瞑想をするようになったのは、現在と未来への不安がストレスになっていることに気づいたからだ。朝食は栄養価の高いマインド食で、それはアルツハイマー病の発症リスクを下げることが証明されている。ヘレンはかなり前からこの食事を続けていて、食事をとるたびに、将来の脳についての心配が和らぐ。マインドフルネス瞑想もこのストレスを軽減する。すでに心血管系は明らかに改善した。良く眠れるようになり、不思議なことに視力も良くなった。このような体調の改善は、彼女がより長い年月を孫たちと過ごせるようになったことを意味する。朝食と瞑想を終えた彼女は、高性能の変速機（ギアボックス）さながらに、トップギアで始動する準備が整った。

午前8時——友人とウォーキングへ

それはドアをノックする音で始まる。ノックしたのは、いつも一緒にウォーキングをしている素敵な仲間たち、自称「ギャロッピング・グラニーズ（走るおばあちゃんたち）」だ。誘い合わせて、週に何度か、近所を30分ほど散歩している。メンバーのひとりは最近夫を亡くしたばかりで、彼女にとってヘレンはありがたい友人だ。朝、散歩に出かけるたび、ヘレンは歩きながら彼女と話をして、悲しみを癒してあげている。

ヘレンは多くの理由から、このウォーキングを重視している。運動は脳の実行機能を向上させるので、家計簿を見たり将来の財政状況について考えたりするたびに、彼女はそれを実感する。また友だちとのつながりを保つのにも役立っている。友人の中には、老化のせいで人生が揺らぎ始めた人もいるが、その人たちにとって、こうした交流は薬になる。

このウォーキングをはじめとして、この日、ヘレンは多くの社会的交流を予定している。そのどれもが、体と心にとって良薬になる。温かな友情にラッピングされた脳のビタミン剤をもらえるなんて幸せなことだわ、と彼女は思う。

午前9時——勉強タイムで大学へ

友人たちと別れた後、ヘレンは自ら「勉強タイム」と呼ぶことを始める。彼女は地元のコミュニティ・カレッジで1日おきに二つの授業を受けている。今日は音楽の授業で、楽典とピアノのレッスンだ。明後日はフランス語の授業。以前からフランス語を習いたいと思っていた。それはパリへ旅行したいからで、来年の夏には実現する予定だ。今のところ、旅行に行けるほど健康だが、老化は緩やかに進むとは限らないので、老化が始まるのが心配だ。

「勉強タイム」の第2部では、コミュニティ・カレッジのESL〔英語が母国語でない人のための英語教室〕でボランティアの教師を務める。教室にはあらゆる世代の、外国からの移住者がいて、数名は彼女と同世代だ。英語とアメリカの文化に戸惑い、話せる友人もほとんどいないその人たちに対して、ヘレンはしばしば親のような気持になり、手助けしてあげたいと思う。

ヘレンは緻密な老後戦略にのっとって「勉強タイム」の時間割を組んだ。彼女はフランス語を話せないので、その授業では、脳は未知の情報を懸命に理解しようとするはずだ。このように難しいタスクは、認知力の低下を遅らせ、同時に、エピソード記憶と作業記憶を向上させる。ESLも脳に良い刺激を与え、老化の暴風雨から脳を守るロールケージ〔事故の時に自動車内の人を守るフレーム〕のような働きをする。それは主に、ESLでは他者の視点に立つことが求められるからだ。

生徒たちは異文化の出身で、ティーンエイジャーや若い親から、祖父母の世代まで、年齢層も幅広い。効果的に教えるには、それぞれの視点に立たなければならない。そのような知的エクササイズは、憂うつを遠ざけ、ストレスを減らし、長生きする可能性を高めるだろう。

また、ヘレンはボランティア活動として、あえてESLを選択した。なぜなら、それは「自分より大きな」何かの一部になった気分にさせてくれるからだ。この活動のおかげで彼女はよりポジティブな世界観を抱くようになった。ESLで教えることは社会的交流をもたらし、それも脳のビタミン剤になることを、彼女は知っている。コミュニティ・カレッジで、生徒として、あるいは教師として、彼女が参加するクラスの唯一の共通点は、そこにいる人が皆、彼女を知っているということだ。

正午――読書会、SNS、コンピュータ・ゲーム

くたくたになって帰宅する。それにおなかもすいた。ランチはオリーブオイルをかけたサラダにたっぷりのフルーツと温野菜、それにチキンを少々。午後の活動を始める前に、30分ほど仮眠をとる。ヘレンは読書会のメンバーで、今日は自宅がその会場だ。仮眠から目覚めた彼女は、軽いおやつを用意し、今日の課題図書に目を通す。

読書会が始まった。いつも活発に意見が交わされ、真剣な議論になることもある。時には退会する人もいるが、たとえそれが、意見が対立していた人であっても、ヘレンは残念に思う。ヘレンは本の感想を政治的信条であるかのように自信たっぷりに語る。他のメンバーも同じだ。

そのような友好的な議論には、思いがけない恩恵がある。ある程度の意見の衝突は、流動性知能のトレーニングになる。おかげでヘレンの脳はより効率良く働くようになり、認知力の蓄えも増えた。会が終わると、彼女の脳はまるでウェイトリフティングでもしたかのように、

どっと疲れを感じる。また、読書は「若返りの泉」になり、寿命を延ばすので、読書会という活動自体、重要だ。

ヘレンの社会的交流はまだ終わらない。片付けを終えると、パソコンを起動し、ソーシャルメディアという（彼女にとっては）新しい冒険的な世界に入っていく。その世界の大半を占めるのはフェイスブックの仲間だ。ヘレンはいつも友人や家族のサイトにアクセスする。数年前に子どもたちが携帯電話を買ってくれたので、今ではそれも忠実な友だ。娘は定期的に、孫の写真とメッセージを送ってくれる。ヘレンはチャットに没頭し、ティーンエイジャーのように熱心にキーボードを叩く。

続いてヘレンは、まったく目新しいことを始める。メッセージを打ち終わり、娘ともサヨナラして、次に始めるのはコンピュータ・ゲームだ。これも子どもたちからのプレゼントで、脳トレが目的だ。コンピュータ・ゲームについては賛否両論を聞いていたので、しばらく拒んでいたが、子どもたちは十分に調べて、カーレースなどのゲームを選んでくれた。ヘレンはコンピュータには慣れていたので、ゲームを始めるのは簡単だった。いまだにあまり好きではないが、驚くほど腕が上がった。この遊びを続ければ、注意力や集中力が急速に向上するだろう。短期記憶にとっては、認知トレーニングのメニューが増えることになる。

午後3時――社交ダンス教室へ

フェイスブックと、仮想のレーストラックでカーレースを何周も楽しんだ後、再び活動する準備が整った。ヘレンは毎日午後には社交ダンス教室に出かける。初めの頃、社交ダンスは泣きたくなるほど嫌だった。パートナーとの触れ合いが夫を思い出させるだけでなく、相手と動きを合わせるのが難しかったのだ。しかし、回を重ねるうちに、この時間が楽しみになってきた。今では手を取りあってペアで踊るのが楽しく感じられ、ずいぶん楽に踊れるようにもなった。自分では気づいていないが、バランス感覚や姿勢も良くなり、転倒するリスクも減りつつある。この教室に通う独身男性のだれかに心惹かれるわけではないが、それでもダンスは、夫を亡くした悲しみを和らげてくれる。これが今日最後の社会的交流だ。

ダンス教室から戻ると、午後4時半になっていた。できれば4時には戻っていたい。まだ夕方だが、もう寝ることを考え始める。早寝しようというのではなく、寝つきを良くするための準備を始めるのだ。午後の遅い時間には、カフェインやアルコールはとらず、運動はせず、コンピュータにも触れない。そうやって11時まで起きていると、とても眠くなり、すんなりと深い眠りに入ることができる。

午後5時――夕食の準備

夕食を準備する。今日は魚料理とパスタ、それにたっぷりの野菜と果物。5時以降はアルコールをとらないというルールを破って、グラス1杯の赤ワインを飲む。次はランチの時に飲むだろう。

午後7時――昔へのタイムワープ

これから彼女が過ごすのは、1日の中でも一番お気に入りの時間だ。彼女はそれを「H・G・ウェルズの夕べ」［H・G・ウェルズはSFの名作『タイムマシン』の著者］と名づけている。彼女はタイムマシンに足を踏み入れる。それは1960年代の中頃から後半の世界に戻るために特別にしつらえた部屋だ。壁には当時のポスター、机の上には古びたレコードプレーヤー。たくさんのレコード盤、テレビ、DVD、それに香水の瓶もある。香水はジャン・パトゥの「ジョイ」。若かった頃、夫とのデートでまとっていた香りだ。手首に軽く香水をつけて、レコードプレーヤーの音量を上げる。曲はビートルズからアレサ・フランクリンまで、その日の気分次第だ。

デザートはエスキモーパイ社のチョコレートアイスバー。彼女はそれに若者のようにかぶりつく。冷たさにこめかみが痛くなるのを我慢しながら、古い本を一冊取り出す。大学時代を思い出せる本を選ぶ。今読み直しているのは、キャサリン・マーシャルの小説『クリスティ』だ。

本を読み始めてから1時間ほどたった。ふと香水の匂いに気づく。思い出が少しずつ蘇り、涙が頬をつたう。そんな時には、「ラフ・イン」という懐かしいテレビ番組のDVDを観る。60

年代後半に人気を集めたお笑い番組だ。今度は笑いすぎて涙がこぼれる。

このH・G・ウェルズの夕べを、ヘレンは日課にしている。昔にタイムワープする部屋は、「追想の山」の時期に経験したものに満ちていて、目に見えるもの、音、味、匂いなど、すべてが五感を刺激する。それらの目的は、脳のドーパミン・レベルを上げることだ。昔を思い出させる本を読むことには他の効果もある。それは1日の読書時間が、寿命伸長効果があると言われる3時間半以上になることだ。

午後11時――感謝の気持ちを記録して眠りへ

こうして1日中フル回転したので、ヘレンはもうガス欠状態だ。毎晩、12時頃には眠りに落ちるが、その前に、もう一つしなければならないことがある。それには紙と鉛筆が必要だ。紙の中央に線を引く。そして、線の左側には、今日の出来事を三つ書く。自分を笑顔にした出来事や、ありがたいと思った出来事だ。そして線の右側には、どうしてそう感じたのか、理由を書く。このリストによく出てくるのは孫との交流で、それは家族とのつながりを感じさせる。もう一つはまだ車を運転できることだ。不自由なくひとり暮らしができることをありがたいと思っている。この習慣を通して、平凡な1日でも、何かしらありがたいと思えることがあることにヘレンは気づいた。

このリストを枕元に置いて、ベッドに横たわると、たちまち深い眠りにつく。翌朝、最初に読むのはこのリストだ。それを読むと笑顔になる。いつもそう。そうすれば、自分に残された日数と、その日々の質を向上させるために、できることはすべてやっていると感じながら、新たな1日を迎えることができる。

彼女は脳科学に従って人生を設計することに決めた。それはこれまでに彼女が下した中で最善の決断だった。

アマゾン川のように脳の健康を保とう

この物語の根底には、重要な教えがある。つまり、認知機能を維持するための最善のアプローチは、多面的な戦略を立てることなのだ。このアプローチが効くという確かな証拠はあるのだろうか。脳内の認知の家具を置き換えて、人生を居心地良くするというようなことが本当に可能なのだろうか。答えはイエスのようだ。その証拠としてまず紹介するのは、北欧の研究グループによる大規模なランダム化比較試験だ。

健康的ライフスタイルの絶大な効果

この研究者たちが知りたかったのは、食事、運動、脳トレをセットにしたプログラムを高齢者（60～77歳）がこなしたら、どうなるか、ということだ。彼らはこの実験をＦＩＮＧＥＲ

（フィンランド語による「認知機能の低下と障害を防ぐためのフィンランド高齢者介入研究」の略）と名づけた。被験者は男女の高齢者1260人で、認知症リスクがやや高いと診断された人を選んだ。研究者らは被験者をランダムに実験群と対照群に分けて、行動学的研究の王道であるランダム化比較試験を行った。

2年にわたって、実験群は以下のプログラムをこなした。食事は地中海食。エアロビクス、筋力トレーニング、バランス運動を組み合わせた精力的な運動プログラム（60分のセッションを週に2、3回）。実行機能、処理速度、記憶力を鍛えるための複数のゲーム（1回15分を週に2、3回）。そして健康状態を詳しく観察するため、頻繁に医師や看護師などによる診断と、心血管系や代謝に関する検査を受けた。一方、対照群はこうした贅沢なプログラムとは無縁で、通常の健康診断に加えて、健康のための標準的なアドバイスを受けただけだった。

結果は驚くべきものだった。実験群は対照群と比べて、記憶作業の成績が40パーセント上回った。実行機能は83パーセント、処理速度にいたっては、150パーセントと桁外れに上回った。対照群の方は、変化なしか、悪化した。実のところ、対照群の全体的な認知機能は、30パーセント低下した。

アマゾン川のように人生を設計する

では、この実験群のように複数の健康的なライフスタイルを実行すれば、効果があるのだろうか。そのとおり。そして、ほぼすべての面であなたはその効果を実感できる。年をとることは、人生の地平線に近づいていくことだ。わたしたちが近づいても、もはやその地平線が遠ざかることはないが、そこまでの旅を、健康な脳と、活力と熱意を維持したまま歩んでいくことは可能だ。

これでわたしたちは最初の場所に戻ってきた。本書は、陽気なデイビッド・アッテンボローがアマゾンの河岸を歩きながら語るところから始まった。アッテンボローは言った。この川が大きいのは、オリュンポス山をなだれ落ちるような巨大な滝として生まれたためではない。たくさんの細流や小川が集まって勢いを増し、世界有数の大河になったのだ、と。まさにエ・プルリブス・ウヌム［「多数から一つへ」を意味するラテン語］である。

あなたの人生の設計もこれと同じだ。友人との交流、ストレス、運動、マインドフルネスといった個々の小川に注意を払えば、あなたは老後の年月をより滑らかに送ることができる。

ここで、地球上で最も長生きしている人たちから、ヒントをもらおう。

ライフスタイルの理想モデル

沖縄の漁師、南カリフォルニアの牧師、ギリシアのホテル経営者、イタリアの農夫。以上の人々の共通点を見つけるのは、かなり大変かもしれない。しかしあなたにはできるはずだ。ダン・ビュイトナーもそれを見つけた。ビュイトナーは、探検家にして自転車耐久レースの記録保持者で、ベストセラー作家でもある。おまけに50年代の映画スターのようにハンサムだ。

彼は、ナショナル・ジオグラフィック協会とアメリカ国立老化研究所から潤沢な資金提供を受け、イタリアの人口統計学者らと協力して、長寿の「ホットスポット」を探した。そして沖縄南部から南カリフォルニアまで、五つの地域を見つけた。それらの地域には、とてつもなく長命で、とてつもなく健康な老人たちが暮らしている。

その報告には驚かされる。ギリシアのイカリア島では、80歳の人の8割がまだ働いていて、自分が食べるものを自分で育てている。認知症になる割合は、アメリカ人がそうなる割合のわずか20パーセントだ。平均寿命はアメリカ人より7年長い。

コスタリカのある半島の人々が90歳まで生きる確率は、アメリカ人の2倍以上だ。この半島に住む60歳の男性が100歳の誕生日を祝う確率は、同じ年齢の日本人男性の7倍になる。

「ブルーゾーン」の生き方

リストは続く。カリフォルニア州ロマリンダで暮らす安息日再臨派（セブンスデー・アドベンチスト）の女性の平均寿命は89歳で、同じ地域の再臨派でない女性より10年長い。ホットスポットのトップはイタリアのサルデーニャで、人口に占める100歳以上の男性の割合が世界で最も高い。また、沖縄のある地域では、人口に占める100歳以上の女性の割合がアメリカの30倍だ。しかもその女性たちは亡くなる直前まで健康的な生活を送る。

ビュイトナーは、こうしたチャンピオン級の長寿地域を「ブルーゾーン」と名づけた。調査時に用いた地図でそれらの地域を青いペンで囲んだことに因んでの命名である。

ブルーゾーンの人たちは何をしているおかげでそれほど長生きできるのだろう。ブルーゾーンの外の人々、特にアメリカ人はそれを知りたがった。65歳以上のアメリカ人の5人にひとりは、軽度の認知障害を抱えている。それは人生を台無しにする認知症の前触れだ。アメリカ人の3人にひとりは高血圧になる。それは人生を終わらせる心血管疾患の予兆である。こうしたことに苛立ちを覚えるのは、老後の健康状態は本来コントロールできるはずだからだ。

寿命に関して、遺伝の影響はわずか20パーセントにすぎない。つまり、どのくらい長く生きられるかは、80パーセントまでが、自分の生き方と環境によって決まるのだ。しかも先の20パーセントという数字は、遺伝を重視しがちな研究によるものだ。もっと手厳しい研究は、寿命について遺伝のせいにできるのはわずか6パーセントで、残り94パーセントはライフスタイルで決まると結論づけている。

ビュイトナーは、2012年の『ナショナル・ジオグラフィック』に寄せた記事で、ブルーゾーンの人々の秘密を明かした。それを読んで、わたしは二つのことに気づいた。一つは、ブルーゾーンの人々は皆、似たようなライフスタイルを送っているということだ。そしてもう一つは、彼らの選択のほぼすべてが、本書で述べてきた認知神経科学の発見と合致することだ。

ブルーゾーンの地域は、互いと遠く離れており、文化もまったく異なる。そこに暮らす人々は、外の世界との関わりが比較的少なく、科学者からどう生きるべきかを学んだわけでもない。それでも彼らは、専門家が推奨するレベルのライフスタイルを保ち、並外れて長く健康な人生を楽しんでいる。

彼らがどんなふうに生きていて、わたしたちはどうすればそうできるかについて、ビュイトナーと神経科学者の意見は一致している。

活発な社会生活を送ろう

ブルーゾーンの人々は活発な社会生活を送っており、ビュイトナーも『ナショナル・ジオグラフィック』の読者に向けて「社会と積極的に関わろう」と呼びかけた。また、彼は「ブルーゾーンの人々は、家族を第一に考える」と述べている。これはよく聞くことだ。本書の第1章で語ったように、活発な社会生活を送る高齢者は、そうでない人に比べて、認知機能の低下率が70パーセント低い。

社会との関わりは、温かく満足できるものである限り、わたしたちに恩恵をもたらす。驚くことでもないが、友人と家族はそうした恩恵の源泉になり、安定した結婚生活は、とりわけ豊かな源泉になる。さまざまな年齢層の人々と定期的に交流するのも有益だ。温かな結婚生活や孫との交流ほど元気を与えてくれるものはない。

ストレスを軽減しよう

ストレスの軽減が健康にとってプラスになることを脳科学は確認した。ストレスを減らすには、マインドフルネスのトレーニングが有効だ。マインドフルネスを実践する高齢者は感染症にかかりにくく、心血管の健康指標は86パーセント、注意力は30パーセント、向上することが示されている。ビュイトナーも同じ考えだ。「安息日に注目してほしい」と彼は記事に書いている。南カリフォルニアの安息日再臨派は、多忙な生活を送りながら、毎土曜の安息日という形で、定期的な休日を確保している。安息日には教会で祈るというマインドフルネスに似たことを行う。彼らの宗派では、心を静める定期的な休日が義務づけられているのだ。

友人もまた、ストレスから心身を守る緩衝材になる。ビュイトナーも、「生涯の友を持つこと」を推奨する。スリー・ドッグ・ナイトの歌にあるように、「1は最も寂しい数字」だ。生涯の友はその寂しさを消してくれる。

人生の目的を持とう

楽天的な人は悲観的な人よりほぼ8年、長生きする。それに、マーティン・セリグマンの言う「本当の幸せ」を経験しやすい。この幸せにまっすぐ行き着く道の一つは、人生を意義あるものにする何かを見つけ、それを追求することだ。自分より大きな何か、あるいはだれかを信じる、慈善団体に寄付する、世の中の役に立つことをする、それらすべてが当てはまる。ビュイトナーはもう一度、再臨派を引き合いに出して「信念（信仰）を持とう」と書く。また、「目的を見つけなさい」という沖縄の人々の聡明な助言を紹介している。

脳を活動的に保とう

脳を活動的に保とう。本を読んだり、新しい言語を習ったり（あるいは、脳科学者のデニス・パークが「生産的な学習」と呼ぶものをしたり）すれば、認知に良い影響がある。1日に3時間半以上、本を読むと、寿命が23パーセントも延びる。処理速度を上げる脳トレゲームは、作業記憶を向上させる（だがゲームが好きでなくても、心配はいらない。ブルーゾーンの人々の大半はコンピュータ・ゲームをしないが、100歳を過ぎてなお頭脳明晰だ）。

上質な睡眠習慣を持とう

上質な睡眠がストレスを大いに減らすことを、脳科学は確認した。ぐっすり眠るには、社会的交流を多く行い（うつ病を遠ざけ）、規則正しい生活を続け、定期的に運動をするといい。ブルーゾーンの人々はこの三つすべてにおいてチャンピオンだ。彼らの多くは、農業や漁業など、昼夜のリズムが明確な食物関連の仕事に携わっている。彼らの睡眠習慣は公表されていないが、データが示す彼らのライフスタイルから予測できる。

運動はあなたのためになる

脳科学研究の結論ははっきりしている。すなわち、「運動はあなたのためになる」というものだ。運動が体に良い影響を与えるのはもはや常識で、特に心血管系が多大な恩恵を得る。加えて、運動は脳にとっても有益だ。有酸素運動には、記憶力の向上から感情制御まで幅広い効果があり、脳の実行機能が30パーセント向上する。

ブルーゾーンの人々は脳機能のいずれもが健全だ。そして彼らは、脳がびっくりしそうなほど活動的な生活を送っている。ビュイトナーはその一例としてトニーノという75歳の農夫の午前の過ごし方を紹介する。このイタリア人は、薪を割り、牛の乳をしぼり、子牛を解体した後、牧草地を4マイルにわたって羊の群れを率いて歩く。そのすべてを午前11時までに済ます。ビュイトナーはシンプルに「毎日を活動的に過ごしなさい」と書いた。その一言は、脳科学界に浸透している。

食事に気をつけよう

ブルーゾーンの各グループは、食に関しては独自の主張を持っている。その多くは、地中海食やマインド食とほぼ一致する。それらの食事は記憶力を向上させ、卒中のリスクを減らし、長寿を導くことが示されてきた。「果物、野菜、全粒穀物を食べなさい」というビュイトナーの言葉には、査読を経た論文の裏づけがある。ビュイトナーは自分がブルーゾーンで見てきた食事についても書いている。

「ナッツと豆類を食べなさい」と再臨派の人々は助言する。サルデーニャの人々のアドバイスは最もありがたい。曰く、「赤ワインを飲みなさい」。そして、「ペコリーノチーズ（羊の乳から作られるチーズ）を食べなさい」。一方、沖縄の人々のアドバイスは耳に痛い。「腹八分目にしなさい」。脳科学はこれらすべてを支持している。

引退してはいけない

ブルーゾーンの高齢者たちは毎日よく働くというビュイトナーの説明からも明らかなように、彼らの大半は引退していなかった。高齢になっても、沖縄の人々の多くは、魚を獲り（網を手に素潜りする！）、再臨派の人々は慈善活動に励み、サルデーニャの人々は農業に携わっている。そしてもちろん、トニーノは相変わらず昼ごはん前に薪割をすませ、4マイルを歩いている。トニーノは言った。「おれの仕事は働くことだ。心配事は娘にまかせよう」

以上、ブルーゾーンのライフスタイルと科学界の結論は驚くほど一致しているが、それは予想どおりでもある。世界で最も長生きする人々は、わたしたちに希望を持たせてくれた。最後には死が勝つ。しかし、しばらくの間、わたしたちは死に対して驚くほど優位に立てるのだ。

Brain Rules — 10 —

引退は絶対にやめよう、そして、郷愁(ノスタルジア)を大切にしよう

まとめ

- 退職すると、心血管疾患、うつ病、認知症など、心身の機能が衰えるリスクが高まる。
- ノスタルジアはプラスになる。頻繁に懐かしさを感じる人は、そうでない人より精神面が健康である。
- 高齢者の大半が最も鮮明に思い出すのは、10代後半から20代前半までの記憶と、最近の記憶だ。
- 平均寿命が世界で最も長い「ブルーゾーン」の人々には、活動的で、健康に良いものを食べ、ストレスが少なく、楽天的で、社会生活を続ける傾向が見られる。

船出の時——驚きと好奇心を忘れずに

　自分があとどのくらい生きられるかわからないが、人類の未来がこの先どのように発展するかを想像すると、わくわくしてくる。わたしたちはこれまでの人生ですでに多くの素晴らしい進歩を目にしてきた。科学オタクのわたしにとって、最も素晴らしいと思える進歩の一つは、今も続行中のボイジャー宇宙計画だ。

ボイジャー宇宙計画

　わたしが初めてボイジャー宇宙計画のことを知ったのは、伝説的な宇宙物理学者カール・セーガンへのインタビューを通じてだった。１９７７年に打ち上げられたボイジャー1号と2号は、ガスでできた巨大な惑星、土星と木星を訪れるという任務を負っていた。故セーガン博士は、これらの探査機に「ゴールデンレコード」が搭載されていることを語った。そのレコードには、地球の位置情報、地球の写真や音、多様な芸術が記録されており、チャック・ベリーの歌（ジョニー・B・グッド）も含まれていた。人間の活動を文字どおり記録したそれは、言うなれば惑星間のグリーティングカードで、メッセージの送り主はいったいどんな生物かと、興味を持ってくれる知的生命体に遭遇した場合に備えて搭載された。

セーガンの話にショックを受けたことをわたしは覚えている。惑星！　科学者！　異星人！　しかもハリウッド映画ではなく、現実の話だ。しびれるような興奮を覚えた。当時、わたしはまだ学部生で、科学の世界に進むべきかどうかを悩んでいた。当時の世界は今とは違っていた。1ガロンのミルクが1ドル68セント、ホンダ・アコードが4000ドル。アメリカ人の平均寿命は約73歳だった。

3年後の1980年、ボイジャー1号は土星に最接近した。輪を持つその惑星の姿は、近くで見ても、期待を裏切らなかった。あの小さく無骨な探査機にこれほど美しい写真を撮ることができるとは！

土星の写真は宇宙のセレブさながらに、『タイム』誌や『ナショナル・ジオグラフィック』誌、それに数えきれないほどの科学雑誌の表紙を飾った。ボイジャー2号はミッションを延長され、海王星へと向かった。そして1989年、海王星に最接近した。さらに美しい写真が、さらに多くの雑誌の表紙を飾った。その巨大な星は、クリスマスの照明のように明るく、サファイアのように青く、煌めいていた。

海王星の写真を見たわたしは、かつて土星の写真を見た時と同様に、呆然となった。もっとも、その年月の間に、わたしの人生と、世界の様子はかなり変化していた。その時のわたしは博士号をとったばかりの新人研究員で、科学者としてのキャリアを順調にスタートさせていた。1ガロンのミルクが2ドル34セント、標準的なホンダ・アコードが1万2000ドル。平均寿命はおよそ75歳。自分の未来は、宇宙のように無限に続くように思えた。

2012年、ボイジャー1号と2号は相変わらず元気良く進んでいた。惑星への接近は遠い過去の物語になったが、2機の価値は失われなかった。その年の8月、ボイジャー1号は、人間の創造物として初めて、星間空間［太陽系の外の恒星間に広がるスペース］に入った。メッセージを積んだこの小さな宇宙探査機は、わずかな電波で地球とつながったまま、太陽圏の外に向かって飛び続けていた。まだ続く星間航行のために、装置の大半は電源が切られたが、残っている装置は果敢にもまだデータを送り続けていた。

そしてわたしはまだ若者のような気分だった。ボイジャーが打ち上げられた1977年からほぼすべてが変わったが、わくわくする気持ちは変わらなかった。あごひげには白いものが交じり、教室では10代の生徒に囲まれ、多くの出版物と本を出し、生涯をかけた科学と教職で経験を重ねてきた。そんなわたしにとって、自分が学生だった頃のことは、ボイジャーと地球との距離のように遠く感じられた。ミルクは1ガロン4ドル、ホンダ・アコードは2万4000ドル。平均寿命は80歳に届こうとしていた。

それでも、星間空間を飛行中のこの勇敢な友をめぐる報道に触れるたびに、わたしの脳は大いに興奮した。そして機能も衰えていなかった。相変わらず人生を慈しみ、情報を理解し、この驚異的な宇宙から大いに知的刺激を受けることができた。

それは今も同じだ。

あなたに伝えたい朗報

あなたの脳もそうだ。驚きと好奇心が保たれているという感覚と、今後もその両方を保つことができるという朗報が、本書を終えるにあたってわたしからあなたにお伝えしたいことだ。脳は、愛情を持って手入れすれば（遺伝の影響はあるとしても）、いくつになっても器用さと柔軟さを維持し、豊かな想像力を保つことができる。

友人を増やしたり、感謝していることを書きだしたり、外国語を学んだり、ジグダンスであれ何であれ習ったりするのに、遅すぎることはない。おそらくあなたが思っているより長い年月が、あなたには残されている。年をとれば体は衰えていくが、心は、必ずしも衰えるとはかぎらない。

わたしたちが死んで数世紀がすぎても、双子のボイジャーは順調に飛び続けるだろう。これまでそうしてきたように。そして相手が何であっても、あるいはだれであっても、求められればいつでもチャック・ベリーの歌を聞かせることだろう。

そう考えるとわたしは、年を重ねた今でも、しびれるような興奮を覚える。

本書の参考文献は下記を参照のこと。

www.brainrules.net/references

謝辞

このプロジェクトは数多くの人の協力によって、現実のものにすることができた。感謝したい人はあまりにも多く、ここではごく一部の人しか紹介できない。カバーデザイナーのニック・ジョンソン、コピーエディターのジュディー・バーク、ファクトチェッカーのエリック・イベンソン、校正者のキャリー・ウィッキスとニック・アリソン。初期の草稿を読んでくれたスーザンとボブのシミソン夫妻、カーラ・ウォールとヴィッキー・ワーノックをはじめとする人々に感謝する。この本の編集者トレーシー・カッチュロと出版者マーク・ピアソンの尽力にも心からの感謝を述べたい。

何よりも家族に感謝している。妻のカリは、わたしにとって酸素に等しい。2人の息子、ジョシュアとノアは、好奇心は更新世と同じくらい古く、先週と同じくらい新しいことを絶えず教えてくれた。

著者紹介

ジョン・J・メディナ博士は分子発生生物学者であり、人間の脳の発達や精神障害の遺伝学的研究を専門とする。研究コンサルタントとしてバイオテクノロジー産業や製薬産業でメンタルヘルスの研究に長年従事してきた。ワシントン大学医学部生体工学科で教鞭をとっている。

シアトルパシフィック大学脳応用問題研究所とタラリス研究所の創設ディレクターを務めた。タラリス研究所は、乳幼児が情報をどのようにコード化し処理するかに焦点を当てた研究を行っている。

2004年、メディナ博士は米国工学アカデミーの客員研究員に選ばれた。これまでに、ワシントン大学工学部の年間最優秀教授、メリル・ダウ医学生涯教育最優秀教授、バイオエンジニアリング学生協会年間最優秀教授（2度受賞）に選ばれた。アメリカ教育委員会のコンサルタントでもあり、神経学と教育の関係について定期的に講演している。

著作には以下がある。

Brain Rules: 12 Principles for Surviving and Thriving at Work, Home, and School（『脳の力を100％活用する ブレイン・ルール』小野木明恵訳、NHK出版、2009年），*Brain Rules for Baby: How to Raise a Smart and Happy Child from Zero to Five*（『100万人が信頼した脳科学者の 絶対に賢い子になる子育てバイブル』栗木さつき訳、ダイヤモンド社、2020年），*The Genetic Inferno*（『美しく年をとる知恵』浜本哲郎訳、シュプリンガー・フェアラーク東京、1997年），*The Clock of Ages, Depression: How It Happens, How It's Healed, What You Need to Know About Alzheimer's, The Outer Limits of Life, Uncovering the Mystery of AIDS, Of Serotonin, Dopamine and Antipsychotic Medications.*

『脳の力を100％活用する ブレイン・ルール』は31言語に翻訳され、50万部を売り上げ、シリーズの世界累計は100万部を突破している。

メディナ博士は、心がどのように情報に反応し、それを組織化するかを、生涯をかけて追究している。また、2人の男の子の父親として、脳科学を生かしたより良い教育方法を探究している。研究、コンサルティング、教育に携わる他、政治家、ビジネスリーダー、医学の専門家、学校経営者、非営利団体のリーダーと頻繁に対話している。

【訳者紹介】
野中香方子（のなか　きょうこ）
お茶の水女子大学教育学部卒業。カーツワイル『ポスト・ヒューマン誕生』（共訳）、レイティ『脳を鍛えるには運動しかない！』（以上、NHK出版）、ブレグマン『隷属なき道』（文藝春秋）、ピルズベリー『China 2049』、ランダース『2052』（以上、日経BP）などの話題作を多く手がける。直近の訳書にカッツェンバック『最高の企業文化を育む「少数」の法則』（日経BP）ほか、訳書多数。

ブレイン・ルール　健康な脳が最強の資産である
2020年3月5日発行

著　者——ジョン・メディナ
訳　者——野中香方子
発行者——駒橋憲一
発行所——東洋経済新報社
〒103-8345　東京都中央区日本橋本石町 1-2-1
電話＝東洋経済コールセンター　03(6386)1040
https://toyokeizai.net/

ブックデザイン……橋爪朋世
ＤＴＰ………………アイランドコレクション
印　刷………………図書印刷
編集担当……………佐藤朋保
Printed in Japan　　ISBN 978-4-492-80088-1